DSM時代における精神療法のエッセンス

こころと生活をみつめる視点と
臨床モデルの確立に向けて──

広沢正孝

順天堂大学大学院スポーツ健康科学研究科　教授

医学書院

広沢正孝（ひろさわ　まさたか）

1985年，東北大学医学部卒業。順天堂大学医学部精神医学教室にて精神医学の研修を受ける。1987年より2年間，加納岩総合病院精神科（現在の日下部記念病院）にて地域精神医療を学んだのち，1989年より順天堂大学医学部附属順天堂越谷病院精神科に勤務する。永田俊彦元教授のもと臨床精神病理学を学び，1992年，医学博士，1996年に同大学医学部講師となる。この間一貫して，急性期精神科医療と精神科リハビリテーション（病院デイケア）に携わる。1998年より同大学医学部附属順天堂医院メンタルクリニックに勤務，2003年から，同大学スポーツ健康科学部教授となる。現在，同大学大学院スポーツ健康科学研究科教授，同大学スポーツ健康科学部健康学科学科長，同大学さくらキャンパス学生相談室室長のほか，日本精神病理学会評議員，同編集委員などを務めている。

〈主な著書〉

現代の子どもと強迫性障害（共編著）（岩崎学術出版社，2005），統合失調症を理解する（単著）（医学書院，2006），成人の高機能広汎性発達障害とアスペルガー症候群（単著）（医学書院，2010），精神保健の課題と支援（共編著）（中央法規，2012），「こころの構造」からみた精神病理（単著）（岩崎学術出版社，2013），学生相談室からみた「こころの構造」（単著）（岩崎学術出版社，2015）。

DSM時代における精神療法のエッセンス
―こころと生活をみつめる視点と臨床モデルの確立に向けて

発　行　2016年5月15日　第1版第1刷©

著　者　広沢正孝

発行者　株式会社　医学書院
　　　　代表取締役　金原　優
　　　　〒113-8719　東京都文京区本郷1-28-23
　　　　電話　03-3817-5600（社内案内）

印刷・製本　双文社印刷

本書の複製権・翻訳権・上映権・譲渡権・公衆送信権（送信可能化権を含む）は株式会社医学書院が保有します。

ISBN978-4-260-02485-3

本書を無断で複製する行為（複写，スキャン，デジタルデータ化など）は，「私的使用のための複製」など著作権法上の限られた例外を除き禁じられています．大学，病院，診療所，企業などにおいて，業務上使用する目的（診療，研究活動を含む）で上記の行為を行うことは，その使用範囲が内部的であっても，私的使用には該当せず，違法です．また私的使用に該当する場合であっても，代行業者等の第三者に依頼して上記の行為を行うことは違法となります．

JCOPY 〈出版者著作権管理機構　委託出版物〉

本書の無断複製は著作権法上での例外を除き禁じられています．複製される場合は，そのつど事前に，出版者著作権管理機構（電話 03-3513-6969，FAX 03-3513-6979，info@jcopy.or.jp）の許諾を得てください．

はじめに

●現在の精神科診療の印象

　現在の精神科の診療姿勢を概観すると，一部の若い精神科医の間では，診断作業と，それに基づく薬物療法の遂行が強調され過ぎているように思える。これは多分に，操作的診断基準が臨床現場に根付いたこと，さらには優れた向精神薬の開発とそれを受けた薬物療法のアルゴリズムが提示されるようになったことの反映なのであろう。筆者はこれに全面的に異議を唱えるつもりはない。なぜならこの診断・面接法は，一定のエビデンスに基づいたものであり，それは精神医学が自然科学の一分野である以上，必要な姿勢だからである。たしかにこのような診断・面接法の確立によって，精神医療全体の水準が底上げされたのも事実なのであろうし，この手法によって苦悩が和らげられる患者さんも少なくないはずである。

　しかしその一方で，患者さんからは，このような診断・面接に対する不満の声も聞こえてくる。たとえ精神科医がきちんと診断し，妥当と思われる薬物の処方を行っていたとしても，「ちっとも不安や悩みを聞いてくれなかった」などという表現がなされたりするのである。このことは，それがいくら科学的に妥当な医療行為であっても，それだけでは患者さんのこころに十分に届かないことを象徴している。おそらく患者さんには，受診による「安心感」が生まれず，実生活上の安全の保障が十分に得られていないのであろう。われわれに必要とされるのは，エビデンスを重視しながらも，それが患者さんのこころや生活にきちんと響き，患者さんが自身を納得させられるような智慧と技術を獲得することなのであると思う。

●現在の精神科診療の盲点

　さて操作的診断には，それ自体がもっている問題点がある。それはこの診断方法が，さまざまな心理現象や行動現象の有無で決定され，しかもその有無は，基本的に患者さん自身や周囲の人たちの陳述に基づかなければならない点にある。つまりこの方法では，彼らの正確な陳述能力と自身の観察能力が要求されるのである。それが十分でないと，この方法は有効性を失ってしまうといっても過言ではなかろう。つまり診断と治療の方向性が，患者さん当人の責任に委ねられかねないのである。

　また彼らにその能力が十分あったとしても，操作的診断基準に記載されている特徴が，いつも彼ら自身の感覚に必ずしもフィットしたものであるとは限らない。そのようなとき彼らは，「本当に自分の感覚が医師に伝わったのか」自信をもてないであろう。

またこのような「しっくりしない感覚」や，それに伴う彼らの不安は，診察にあたっている医師にも伝わってくる。われわれもまた，診断と治療行為(の方向性)に，戸惑いを覚えることとなろう。こうなると，その後の治療は，(医師，患者さん双方にとって)不安や疑念の中で進行することになりかねなくなる。

このほかにも，操作的診断を用いる際の問題点はある。それはターゲットとなる疾患類型(疾患スペクトラム)に辿り着くまでの過程にあり，まさにその部分が治療者自身の経験と「臨床の勘」に委ねられている点である。たしかに操作的診断では，妥当なターゲットが定まってしまえば，その有効性をかなり発揮する。しかしそこまでの過程で，誤ったターゲット選択を行ってしまうこともありうるのである。

さらに妥当なターゲットを選択したとしても，まだ問題は生じうる。そもそも操作的診断では，1つの診断を確定するための項目は具体的に用意されているが，鑑別診断が必要な場面では，そのための配慮が十分とまではいえないのである。たしかに診断基準に除外項目は設定されてはいるが，多忙な臨床場面で，すべての除外項目を精査するする時間は存在しないであろうし，それに付き合う患者さんの苦痛も考えなければならない。やはりここでも，臨床医の経験や，それに基づいた「勘」が必要となるのである。

もちろん操作的診断自体も，以上のような問題点を克服すべく，改善が繰り返されてきた。DSM-5(2013年)では，これまで突き進んできた(エビデンスに基づく)類型診断の限界が顕わになり，人のこころをディメンジョナルに理解しようとする試みが本格的に始まった。これによって，自然科学的には，より妥当性を確保した診断体系の構築への道が開かれ，また臨床的にも，より妥当な治療に辿り着きやすくなることが期待される。しかしこうなると，今度は「生きている人のこころ」がさらに置き去りされていく危険が生じる。人は生きるとき，はたして自分のこころをディメンジョナルに捉え，自身の不安や気分もそのような視点で理解しようとしているのであろうか。たいていの場合，人(成人)のこころにはディメンジョンを超えた働き，すなわち自己や意識(自分自身という感覚)といった統合的な働きが作用している。そしておそらく人は，その自己や意識の働きとともに，生きている自身の身体や気分を体験しているのである。それは各心的現象全体を入れておく「こころの器」のようなものである。

このようにみると，ディメンジョン一辺倒の理解では，(たとえ自然科学的な妥当性はあっても)1人の人間がもっている全体的な「こころの機能」「こころの器」は棚上げされかねない。さらにいえば，ディメンジョナルな理論および診断に基づいた医療行為だけでは，それこそ各種の心理現象を「自身のこころの問題」として認識(統合)し，それを受容し，その上で苦痛に対処する行為が，患者さん自身に委ねられかねない。しかし実際に精神医療現場に訪れる彼らにおいては，一般にその能力が(少なくとも一過性に)低下しているのである。

●患者さんの生き方を把握する眼と精神病理

精神科医にとって養われなければならないのは，各精神疾患の患者さんのもつ自己-

世界感（ないしそれと相即不離の関係にある「こころの機能の様態」）を，妥当性をもってつかむための「臨床の勘」を磨き，経験を積むことであろう。これらがあって初めて，しかるべき鑑別診断の方向性，患者を評価する際のディメンジョンの適切な選択，そして治療の方向性が定まるし，何よりも彼らに安心感をもたらすことができるのであろう。

では，どのようにしたらその技能を獲得できるのであろうか。筆者が思うには，それは疾患ごとの患者さんのモデルを，それぞれの臨床医が育むことにあろう。つまり，臨床場面で誰でもが出会うような典型的な患者さんのモデル（臨床モデル）をもっておくことである。例えば統合失調症患者（統合失調症に罹患し，統合失調症とともに生きている人たち）の典型的な人物像（人間学的特徴），それゆえに生じる生活上の困難（適応障害に至るプロセスの理解），そこから生じる病態および症状の意味（病態や症状がもつ心理学的，精神病理学的意味の理解），典型的な経過と慢性期像のもつ意味（治療後の臨床像の変化とその心理・社会的プロセスの理解）である。これはうつ病においても同じことがいえる。

もちろん，誰1人として同じ人はいない。しかし精神医学の歴史の中で中核を占めてきた疾患（例えば内因性精神病として位置づけられてきた精神疾患）をもつ人たちには，その生き方（人物像）に，何らかの共通性が存在することも確かである。それを的確に反映したモデルを育むことができれば，それをもとにわれわれは，患者さんの診断と治療の方向性をめぐる，より適切な眼を養うことも可能となろう。たとえ操作診断的にみると，同じような症状の組み合わせであったとしても，その人がモデルと異なった人物像を呈していれば，診断や治療法に疑問が生じる（DSMに記載されている除外診断，および鑑別診断の症状項目は，ここではじめて真の有効性を発揮するであろう）。

以前であれば，このようなモデルは，例えば医局の先輩医師から，直接学ぶことができた（医師ごとに若干のモデル像の相違はあっても，それがかえって自分なりのモデルをもつ際には参考となった）。しかし自然科学が席巻し，操作的診断を最初から学ぶようになった現代においては，このような医局の風土は徐々になくなりつつあると聞く。だからこそ，そのような風土を現代に伝えるための書物が必要となると思われる。

● 本書が目指すところ

本書は，先に述べたように操作的診断を否定するものではない。本書は，あくまでも筆者の臨床経験をもとに，精神病理学的（臨床心理学的），人間学的な臨床モデルを提示し，操作的診断の時代を生きる読者の，臨床（とくに精神療法の実践）の核作りに，少しでも寄与できることを願って，綴ったものである。したがって本書には，臨床書として当然というべき限界が存在する点と，ある程度の私見が混じっている点を，あらかじめ述べておく必要がある。

まず限界とは，すべての疾患の臨床モデルを提示することは，筆者の臨床経験からも，また紙幅の関係からも難しいことである。そこで本書では，あくまでも筆者が多

く体験した患者さんたちの内界を中心に綴ることに専念した。具体的にいうと、いわゆる内因性の精神疾患の代表である、統合失調症とうつ病の臨床モデルを軸に据えることにした。たしかに臨床場面では、幻覚・妄想など「知覚の障害」「思考の障害」「認知の障害」は大きな位置を占めるし、また抑うつなどの「気分の障害」は、ほとんどすべての疾患において認められる。さらに精神科臨床においては、内因性の「深い病態」を理解しておけば、それがより浅い病態の疾患の理解に資するところが大きい。したがってこの2つを軸に据えておけば、精神科臨床の骨格はかなりの程度出来上がると思われる（第Ⅰ部の基礎編に提示）。

　なお臨床場面では、この2疾患が、それほど明確に鑑別できるわけでもなく、さらにこの2疾患と鑑別が必要な患者さんもまた少なくないと思われる。そこで本書では第Ⅱ部に応用編として、これらと鑑別すべき疾患のいくつかを新たに抽出し、それぞれの患者さんのモデルを提示した。ただこれもまた筆者の臨床経験を超えるものではなく、疾患の選択にあたっては恣意的であるという誹りを免れえない。そのため基礎編と同様、かなり「深い病態」の精神疾患、および人格構造そのものが問題となるような精神障害（例えば成人の発達障害）を選んだ。それによって本書が、とくに多くの臨床医が（統合失調症やうつ病と診断したのでは）「しっくりしない感覚」を抱きやすい患者さんたちの理解の一助となることを目指した。

　次に筆者の私見の方は、とくに近年、俄かに注目されてきた発達障害（DSM-5の神経発達症群）に関する考え方にある。発達障害には、発達早期の脳の器質的、機能的問題が寄与するところが大きく、成人の精神科ではこれまであまり注目されてこなかった。とにかく成人の精神医療、とくに精神療法では、すでに完成された個人の自己構造-自己機能をベースに（心理学的な）理論が組み立てられ、それに基づいた対応方法が思案されてきた歴史をもつ。たしかにこのような臨床・研究領域においては、発達障害は議論しにくかったのであろう。しかし成人の発達障害者への注目が強まった今日、彼らの人物像や生き方（堅い表現を使用すれば自己構造-自己機能）の発達様態を加味した、新たな精神病理（臨床心理学）の試みが必要となってくる。本書では、これまで筆者が考察してきた視点[48, 50, 54]に基づいて、いかに彼らのこころを理解する道があるのかを考え、それをも含めて、有効な精神療法の方法を示したいと思う。

　本書の症例の中には、現在からみると「一昔前」の印象が抱かれる人たちも、含まれている。しかし臨床モデルとしては、いずれも読者の臨床の核となりえ、精神療法の展開に資するところが大きいと筆者は信じている。なお症例の提示にあたっては、個人情報を大幅に改変してあることを最初にお断りしておく。

2016年3月

広沢正孝

目次

第Ⅰ部　基礎編　　1

第1章　自閉スペクトラム症―人のこころの発達様態とこころの理解　　2

第1節　人のこころの発達と神経発達症群　　2
- 成人の神経発達症群と精神療法　　2
- 精神療法で標準とされてきたこころの構造と機能とは　　3
- 成人の神経発達症群におけるこころの構造と機能　　3
- 発達の視点からみた自己構造とこころの機能　　4
- システマイジングと格子状原図，エンパサイジングと放射状原図　　5
- 放射型人間と格子型人間　　5
- 放射型人間のこころの特徴　　6
- 格子型人間のこころの特徴　　7
- 放射型人間をもとにしていた自己像の標準　　7

第2節　自閉スペクトラム症と精神療法　　7
- 成人の高機能ASD者の自己構造　　7
- 成人の高機能ASD者の精神行動特性の把握　　8
  - 症例　E氏　53歳　男性　会社員　　9
  - 症例　R氏　26歳　男性　会社員　　10
  - 症例　V氏　31歳　男性　会社員　　11
  - 症例　N氏　初診時21歳　男性　会社員　　12
  - 症例　J氏　57歳　男性　公務員　　13
- 成人の高機能ASD者の精神療法のポイント　　13
  - 症例　B氏　29歳　男性　会社員　　13

第2章 統合失調症─幻覚・妄想と認知の障害の理解 ・・・・・・・・・・・・・・・・・・・・・・・・・・ 17

第1節 統合失調症の急性期─幻覚・妄想の病理の理解と精神療法 ・・・・・・・・・・・・・・・・・・ 17

1. 統合失調症とは ・・・ 17
   - 統合失調症とは─操作的診断と現代の治療観　17
   - 統合失調症とは─自己の成立不全　17

2. 統合失調症の発病過程と彼らの内界の特徴 ・・・・・・・・・・・・・・・・・・・・・・・・・・・・・・・・ 18
   - 自己の成立とは─思春期における個の自覚と統一された自己像へのとらわれ　18
   - 思春期における自己の統合不全─統合失調症の発病に至る端緒を理解する　18
   - 彼らが求めてやまない自己像とは　19
   - 破瓜型統合失調症患者の発病前夜の不安体験を理解する　20
   - 妄想型統合失調症患者の発病前夜の不安体験を理解する　23

3. 統合失調症の急性期─彼らの内界の理解と彼らへの接し方 ・・・・・・・・・・・・・・・・・・・ 24
   - 急性期統合失調症患者の生きる世界の理解　24
   - 急性期の精神療法─薬物療法や入院治療への導入に向けて　24
   - 急性期の精神療法─隔離室を使用する場合　25

4. 統合失調症の寛解過程 ・・ 26
   - 統合失調症の寛解過程とは　26
   - 臨界期と精神療法のポイント　27
   - 寛解前期と精神療法のポイント　27
   - 寛解後期と精神療法のポイント　28

第2節 統合失調症の慢性期─認知の障害と精神療法 ・・・・・・・・・・・・・・・・・・・・・・・・・・・・ 29

1. 統合失調症の慢性期をどのように理解するか ・・・・・・・・・・・・・・・・・・・・・・・・・・・・・ 29
   - 統合失調症の慢性期と精神療法　29
   - 統合失調症の慢性期とはいかなる病態なのか　29
   - 統合失調症の慢性期と陰性症状をめぐって　30
     - 症例▶H氏　52歳　男性　公務員　31
     - 症例▶F子　47歳　女性　福祉就労　31

2. 統合失調症の慢性期と精神療法の基本 ・・・・・・・・・・・・・・・・・・・・・・・・・・・・・・・・・・・ 32
   - 慢性期統合失調症患者の特徴を理解する　32
   - 慢性期統合失調症患者の具体的な精神行動特性　32
   - 慢性期破瓜型統合失調症の精神療法のポイント　34
     - 症例▶C氏　56歳　男性　長期入院患者　34

　　　　　　症例 ▶ K氏　26歳　男性　会社員　　37
　　　　　　症例 ▶ S氏　55歳　男性　会社員　　38
　　　・慢性期妄想型統合失調症の精神療法のポイント　　39

　3. 慢性期統合失調症患者の臨床で出会いやすい場面と精神療法のポイント ‥‥‥‥‥ 40
　　　・慢性期統合失調症患者の治療を前医から引き継ぐときの精神療法のポイント　　40
　　　・長期入院患者を退院に導くときの精神療法のポイント　　41
　　　　　　症例 ▶ Kさん　72歳　女性　元家政婦　　43
　　　・突然の自殺企図がみられたときの精神療法のポイント　　43
　　　　　　症例 ▶ L氏　48歳　男性　長期入院患者　　43

第3章　うつ病―気分の障害の理解 ‥‥‥‥‥‥‥‥‥‥‥‥‥‥‥‥‥‥‥‥‥‥‥ 45

第1節　気分障害におけるうつの原則 ‥‥‥‥‥‥‥‥‥‥‥‥‥‥‥‥‥‥‥‥‥‥ 45

- 操作的診断基準におけるうつとは　　45
- そもそもうつとは　　46
- 日本文化とメランコリー親和型性格者のうつ病　　47
- メランコリー親和型性格の形成とその帰結としてのうつ病　　48
- 小精神療法（笠原）の意味　　48

第2節　メランコリー親和型性格者のうつ病と精神療法 ‥‥‥‥‥‥‥‥‥‥‥‥‥‥ 49

　　　　　症例 ▶ T氏　57歳　男性　会社員　　49
- うつ病の精神療法のポイント―小精神療法とその意味　　52

第3節　重篤なうつ病と精神療法 ‥‥‥‥‥‥‥‥‥‥‥‥‥‥‥‥‥‥‥‥‥‥‥‥ 54

- 重篤なうつ病―メランコリアの特徴をめぐって　　54
- 重篤なうつ病―うつ病性自閉　　54
- うつ病性自閉のみられた重篤なうつ病の症例　　55
　　　　　症例 ▶ G氏　56歳　男性　会社経営者　　56
- 重篤なうつ病と精神療法のポイント　　58

第4節　現代のうつ病像と精神療法 ‥‥‥‥‥‥‥‥‥‥‥‥‥‥‥‥‥‥‥‥‥‥‥ 58

- 近年のうつ病像　　58
- 日本文化の変遷―規範像の拡散とうつ病像の変化　　59
- 「逃避型抑うつ」の理解に向けて　　59
- 「逃避型抑うつ」―格子型人間の精神療法を考える　　60
- 現代青年とうつ病　　61
- 現代青年のうつ病と精神療法の方向性　　61

- 現代社会におけるメランコリー親和型性格　62
    - 症例▶D氏　初診時30歳　男性　会社員　62
- 現代のメランコリー親和型と過剰適応をめぐる事例―精神療法の視点から　64
    - 症例▶D子　初診時23歳　女性　会社員　65

第Ⅱ部　応用編　67

第1章　幻覚・妄想状態を呈する精神疾患とその理解　68

第1節　統合失調感情障害の幻覚・妄想状態―いわゆる非定型精神病の幻覚・妄想状態　68

1. わが国における非定型精神病の概念について　68
    - 統合失調症スペクトラム障害と非定型精神病　68
    - 統合失調感情障害と短期精神病性障害について　69
    - 非定型精神病とは　69

2. 非定型精神病者の幻覚・妄想状態（急性期の病像）　70
    - 症例▶E子　35歳　女性　主婦　70
    - 非定型精神病（統合失調感情障害）の急性期像（病相期病像）―幻覚・妄想と気分の変動　72
    - 非定型精神病（統合失調感情障害）の急性期像（病相期病像）―意識の変容　72
    - 症例▶E子―生活史と現病歴　73
    - 非定型精神病（統合失調感情障害）患者の生き方と急性期の体験世界　74
    - 非定型精神病患者の急性期（病相期）の精神療法のポイント　75
    - 非定型精神病の再発予防のための精神療法　76

第2節　自閉スペクトラム症の幻覚・妄想状態　77

1. ASD者の幻覚・妄想とは　77
    - ASD型自己と一般型自己との認知のずれと，妄想様の訴え　77
    - タイムスリップ現象と幻覚・妄想　78
    - ASD者の幻覚・妄想に対する精神療法のポイント　79
    - ASDの幻覚・妄想様状態の症例　80
    - 症例▶W君　初診時17歳　男子　高校生　80

2. ASD者と統合失調症患者との異同をめぐって　82
    - 「陰性症状」とは　82
    - 陰性症状がみられても，やはりASD者の特徴はつかめる　83

- 幻覚・妄想と「陰性症状」が目立った ASD 症例　84
    - 症例▶ F 氏　筆者初診時 31 歳　男性　無職　84
- 高機能 ASD 者の幻覚・妄想を見分ける際のポイント　86

第 3 節　高齢者の幻覚・妄想状態―うつ病との関連　87

- うつ病における妄想　87
    - 症例▶ M 氏　初診時 67 歳　男性　農業　87
- 高齢者のうつ病と妄想の精神病理　89
- 高齢者のうつ病と妄想への対応　91
- 高齢者のうつ病症例にみられる妄想に対する精神療法のポイント　92
- 高齢者のうつ病と妄想のゆくえ　92

第 2 章　「うつ」を呈する精神疾患とその理解　93

第 1 節　双極 II 型におけるうつ　93

- 症例▶ B 子　初診時 26 歳　女性　会社員　93
- 双極 II 型の特徴とは　96
- 双極 II 型のこころの理解　96
- 双極 II 型の精神療法のポイント　97

第 2 節　統合失調感情障害（非定型精神病）におけるうつ　97

- 非定型精神病（統合失調感情障害）の病間期とうつ病（大うつ病性障害）　98
    - 症例▶ A 子　筆者初診時 48 歳　女性　主婦　98
- 非定型精神病（統合失調感情障害）患者のうつの本態と精神療法のポイント　101
    - 症例▶ A 子―その後の経過　102

第 3 節　離人症におけるうつ　103

- 離人症とうつ　103
- うつ病という診断が患者に不安を与える　104
    - 症例▶ T 子　初診時 24 歳　女性　看護師　104
- 離人症の精神療法のポイント　107

第 4 節　自閉スペクトラム症における抑うつ　108

- ASD とうつ病―心因反応性の抑うつ　108
- ASD とうつ病―内因性のうつ　109
    - 症例▶ N 氏　初診時 21 歳　男性　会社員　109
- ASD 者のうつへの対応方法のポイント　111

- 第5節　統合失調症の過程にみられる抑うつ　111
  - 統合失調症後抑うつ　112
  - 統合失調症における初期抑うつ　112
  - 統合失調症の初期抑うつの事例　113
    - 症例▶C子　26歳　女性　会社員　113
  - 統合失調症の初期抑うつの精神療法　116

第3章　不安の理解と鑑別　117

- 第1節　不安とパニック発作　117
  - 不安とは　117
  - パニック症とパニック発作　118
  - パニック症の事例　119
    - 症例▶I子　32歳　女性　会社員　119
- 第2節　パニック発作を生じうる精神障害　121
  - ASDとパニック発作—タイムスリップ現象　121
    - 症例▶O氏　初診時38歳　男性　会社員　121
  - 統合失調症・構造化不全群とパニック発作様現象　123
    - 症例▶Y君　17歳　男子　高校生　124
  - 慢性期統合失調症とパニック発作様現象—知覚潰乱発作　125
    - 症例▶U氏　54歳　男性　長期入院患者　126
- 第3節　激烈な不安を生じる精神障害　127
  - 離人症状と激烈な不安—離人症　127
    - 症例▶X氏　初診時20歳　男性　大学生　127
  - 統合失調症と激烈な不安—子どもの統合失調症　129
    - 症例▶P君　11歳　男児　小学生　130
  - うつ病（双極性障害）と激烈な不安　130
    - 症例▶Z氏　初診時58歳　男性　会社員　130

おわりに　133
文献　137
索引　145

第 I 部
基礎編

　基礎編では，統合失調症とうつ病の臨床モデルを記載していく。ただその前に，自閉スペクトラム症をめぐって，筆者の見解を簡潔に述べておきたい。これは，統合失調症の中でもとくに慢性期の患者さんの生き方，うつ病の中でもとくに現代の青年事例の生き方を理解するにあたって，従来の心理学や精神病理学の視点では理解しきれないところがあると思うからである。そのとき参考になるのが，生得的な「こころの構造」を多く反映した，自閉スペクトラム症者の生きる世界の理解なのである。

第1章 自閉スペクトラム症

人のこころの発達様態とこころの理解

第1節 人のこころの発達と神経発達症群

●成人の神経発達症群と精神療法

　近年の精神科医療現場において，成人の自閉スペクトラム症（Autism Spectrum Disorder；ASD）への注目は急激に増大している。この障害を含む神経発達症群はDSM-5[4]においてもその巻頭に置かれ，精神医学の骨格の1つをなす概念となってきた感がある。ただこの障害群の対象は，かつてはほぼ子どもに限られ（児童精神医学や小児科の臨床対象），その意味で成人の精神医学とは一線を画した障害群であった。そのため成人例であっても，あまり精神療法の対象とみなされず，今なお彼らのこころの理解は十分とはいえないのが現状である。

　先述のように，精神療法の礎となる臨床心理学や精神病理学は，完成されたこころの構造や機能の視点から作り上げられた学問体系であった。さらにいえばわれわれは，暗黙のうちに成人としての標準的なこころの構造や機能の様態を想定し，それをもとに正常−異常を論じてきた[50]。精神療法の目的にしても，その標準的な構造や機能の再構築，維持に置かれてきた感が否めない。このような視点に立つと神経発達症群とは，発達早期より標準的な「こころの構造や機能」への発達の道から逸れてしまった一群と解釈されてしまい，生物学的には注目され得ても，臨床心理学や精神病理学の対象（そして精神療法の対象）になりにくくなる（註1）。

> **註1** たしかに神経発達症群は，精神療法的な見方がなされにくい。しかしその代表ともいえるASDの起源を辿ると，当初は精神病理学的視点から発せられた障害であったことは押さえておく必要があろう。つまり「自閉症」における「自閉」とは，Bleuler, E.[11]が統合失調症の基本症状と考察した「自閉」，すなわち「内的生活の比較的あるいは絶対的優位を伴うところの現実離脱」を意味していたのである。今日の自閉スペクトラム症概念の端緒となったKanner, L.[71]（1943年）やAsperger, H.[5]（1944年）の報告において，両者が自験例に「早期幼児自閉症」，および「自閉的精神病質」と命名した際，彼らはその子どもたちを精神病理学的・人間学的な眼で見，彼らの生き方に注目していたのである。

しかし彼らもまた，彼ら独自のこころの構造と機能を発達させてきており，したがってそのような彼らのこころを理解し，彼らの視点に立った適切な精神療法を行う必要があるのである。とくに子ども時代にその発達障害の診断を受けず，現代社会の中で生活している成人の神経発達症群の人たちには，これまでの臨床心理学的視点を超えた精神療法が必要とされる。今われわれに要求されているのは，彼らが築き上げてきた自己の特徴を把握し，それに基づいた精神療法を確立することなのであろう。本節では，発達障害者のこころの理解をも可能となるような，新しい心理学，精神病理学の見地を試みとして提示していく。

● **精神療法で標準とされてきたこころの構造と機能とは**

繰り返しになるが，精神病理学や臨床心理学は，暗黙のうちに成人のこころの構造やその働き方(つまりこころの機能様態)に1つの標準を想定してきたようである。そしてそれをもとに，標準的な自己像というものをも想定してきたのではないかと思われる。では，ここでいう標準(つまり標準的な自己像)とはいかなるものなのであろうか？ それはおそらく，かつて Jaspers, K.[68] が述べたように，常に1つに統合され，一貫性があり，しかも他者から独立しており，唯一無二の感覚がもて，そしてあらゆる行為に対して能動性の意識が生じうるような自己であると思われる。それはまた，常に統一された自己意識がもてるような理性的な自己像，同時に他者と共感し合えるような自己像であり，それをイメージで示すと，おそらく Jung, C.G.[69] が注目したマンダラ図，つまり放射状＋同心円状に広がりをもつ構図として表現されるものであろう。

しかし歴史を紐解くと，このような自己像が有効性を発揮したのは，とくに近代西欧社会においてであった[50]。精神医学や臨床心理学がこのような自己像を標準とし，その理論の構築を進めてきたのには，多分に19世紀末から20世紀における西欧文化の優位性があったからと思われる。したがってこのような自己像は，あくまでも近代西欧型自己[54]といえるものであり，これを人類全体の絶対的な標準とするとしたら，それはかなり恣意的な作業ということになる。

● **成人の神経発達症群におけるこころの構造と機能**

最近筆者は，成人の高機能 ASD 者が語る自己像(註2)をたよりに，彼らが一般者とは異なるこころの構造をもつことを考察し，それを「PDD 型自己」(以後 DSM-5 に準じて「ASD 型自己」と記述)，そして精神医学や心理学が標準としてきた近代西欧型自己像を「一般型自己」と命名した。また「ASD 型自己」像が格子状(タッチパネル状)であること，一方で「一般自己」(近代西欧型自己)の場合には，(1つの中心をもった)放射＋同心円状でイメージされる[69]ことを示した(図1)。さらに，最近の脳科学(脳機能)の知見や宗教[145]や芸術療法[21]の知見を総合すると，広く人間が描きうる自己像には，放射＋同心円状の広がりをもつものだけでなく，格子をベースにしたものも一般にありうることを試論として述べた[50]。つまりこのことは ASD 者の築く自己像が，従来の臨床心理学の視点からは特異にみえても，決して人間にとって異質なものでないことを示唆するのである。

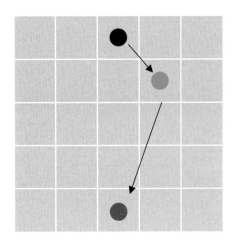
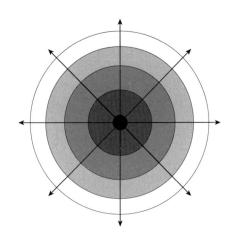

ASD型自己

ASD型自己は格子状（タッチパネル状）の構造をしている。各マス（ウィンドウ）で固有の世界が展開され，したがってその都度開かれたマス（ウィンドウ）で異なった自己世界が展開していく。

一般型自己

一般型自己（近代西欧型自己）は，放射＋同心円状の構造をしている。この構造は，あくまでも1点を中心に展開され，常に変わらぬ視点で自己世界が展開される。

図1　ASD型自己と一般型自己のイメージ

註2 ある高機能ASD者の語る自己像[50]；「僕の頭はタッチパネルで，縦横に規則正しくアイコン（ないしマス）が並んでいます。その1つひとつに重要な内容が入っていて，僕は必要なときに必要なアイコンにタッチする。そうするとそこにウィンドウのように世界が開けていき，僕はそこを生きて，そこで仕事をする。それが仕事人の僕です。別の部分をタッチすると，そこにまた僕がいます」。

● 発達の視点からみた自己構造とこころの機能

　基礎的な知識として心理学を学ぶ精神科医（臨床心理士）は，1人の患者さんを前にしたときに，どうしても近代西欧型の自己（「一般型自己」）を標準に据えて彼らのこころをみる傾向をもつ。精神病理学の理論も同じであり，やはりそのような自己をもとに，患者さんの病理を説明しようとしてきた。一方で生物学的精神医学の分野では，当初は近代西欧型自己（「一般型自己」）を標準とした体系に準じた見方を行っていたが，徐々にそこから離れて，現在では科学的エビデンスをもとにした体系を確立しつつある。DSM-5 はその最前線の体系モデルであり，ASD の記述も含め，自然科学的にはかなり洗練されたように思える。しかしここで生じてきたのが，従来の臨床心理学や精神病理学と，生物学的精神医学との乖離である（このことは，ともすると従来の精神療法的な視点が，現代の精神医学の流れから取り残されかねないことをも意味する）。

　前項で述べたように，ASD者のこころの構造は，われわれが標準としてきたそれ

とは異なる．そこでわれわれには，完成された成人の自己構造-機能ではなく，こころの発達のそもそもの原点にいったん立ち戻って，この問題を考え直すことも必要になってくる．実は東洋的なこころの捉え方は，このような視点に立ったものである．

● **システマイジングと格子状原図，エンパサイジングと放射状原図**

発生学的にみれば，そもそも人のこころは，左脳と右脳の相互の機能から生まれてくると考えられる．経験的に左脳の機能は男性性，右脳の機能は女性性を象徴するこころの様態を導く．仏教では，この見方に沿って，2種類の（成人の）自己-世界の理想形を描き出している．つまり男性性の優位な人が築きやすい金剛界と，女性性が優位な人が築きやすい胎蔵界とである．金剛界の構造は格子状，胎蔵界の構造は放射＋同心円状である．

ところで脳機能とこころの形成をめぐっては，Baron-Cohen, S.[7-9]らの最新の脳科学が興味深い見解を導き出している．彼らに倣えば，男性性が優位な者の脳はシステマイジング（systemizing）という動因（drive），女性性が優位な者の脳はエンパサイジング（empathizing）という動因を発揮しやすく，しかもシステマイジングとエンパサイジングの比率は，各人で生得的に決まっていると仮定される．つまり男性の場合は左脳-システマイジング優位性といった生得的な素因を保ちつつこころが形成され，女性は右脳-エンパサイジング優位性といった生得的な素因を保ちつつこころが形成されてくるというのである．

以上の考えから，次のような仮説が立てられる．すなわち人のこころは，機能面でみると，生来システマイジング，エンパサイジングの二様の動因をもち，発達とともに両者が統合されて機能するようになる．ただしそれぞれの動因への親和性は個体によって，生得的に決まっていて，成人のこころの機能もいずれか一方が優位になって働く．同様に構造面でみれば，人は生来格子，放射の両原図を描く素質をもっており，発達とともに両者が統合されて個々の「こころの構造」が形成される．ただしどちらの原図に親和性があるかは個体によって決まっており，格子に親和性がある者は格子を原図とし，そこに放射の要素を取り入れて「こころの構造」を完成させる（東洋ではその理想形が金剛界マンダラ図として示されている）．反対に放射に親和性がある者は放射を原図とし，そこに格子の要素を取り入れて「こころの構造」を完成させる（東洋ではその理想形が胎蔵界マンダラ図として示されている）[50]．

これを簡潔に示したのが図2である．

● **放射型人間と格子型人間**

以上の考え方は，個人が生得的にもっている素因を重視したものである．ここでは，生得的に放射状の自己像を発展させやすい人たちを放射型人間，格子状の自己像を発展させやすい人たちを格子型人間と呼ぶことにする[54]．

文化，時代的に，人間の規範像として近代西欧型自己像が強く求められた環境では，放射型人間も格子型人間も，放射＋同心円状の近代西欧型自己像（こころの構造-機能）を形成することを求められた．精神療法で目指された「適応」も，あくまでもそ

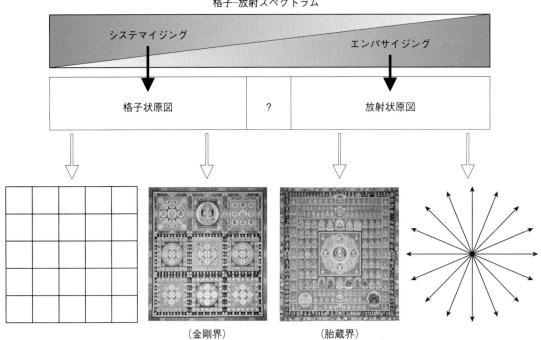

図2 自己−世界の基本構図とその発展様態
(広沢正孝：「こころの構造」からみた精神病理―広汎性発達障害と統合失調症をめぐって．p50, 岩崎学術出版社, 2013. より改変して引用．中央のマンダラ図は頼富本宏監修：京都東寺秘蔵―曼荼羅の美と仏．東京美術, 1995. より引用)

れと齟齬を来さない構造を構築し，それと齟齬を来さない機能を発揮することを意味したのであろう．しかし，例えば現代の日本のように，求められる自己像が曖昧になると，近代西欧型のような自己像を基盤にした理論や治療は妥当性を減じることになる．むしろ現代では，放射型人間，格子型人間がそもそももっている本来のこころの機能がそのまま顕在化しやすく，それぞれの特徴を十分に理解することが，精神療法において必要となるであろう[54]．

● **放射型人間のこころの特徴**

ここで放射型人間のこころの特徴をまとめておくと，次のようになる．このタイプは，おそらく女性に多くみられる，かなり生得的な類型である．この類型の人は，幼少時より共感性(エンパサイジングの動因)を豊かにもち，そのような彼らは，自分を中心とした視点で世界を形成していく．一方で分析的な眼(システマイジング)はどちらかというと育ちにくい(**図2**)．それでも彼らは思春期になって，周囲から(社会適応的な)自己像の確立(獲得)を迫られると，あらためて分析的な視点を導入して，自分にとっての対象のもつ意味(例えばどの方向に位置するのか，近しいのか疎遠な関係なのか)，さらには対象にとっての自分のもつ意味を考える．そして形成されるのが，放射＋同心円状の自己イメージであり(放射状原図に，中心からの距離を勘案した同心円を描き加え，こころの中を区画化する)，根っから分析的ではないにしても，

客観的な見方を可能とさせる[54]。

● 格子型人間のこころの特徴

次に格子型人間のこころの特徴をまとめておく。彼らはおそらく男性に多くみられる，かなり生得的な類型である。この類型の人は，幼少時より分析的な眼（システマイジングの動因）を豊かにもち，また成長過程でこころの中にいくつかの世界を作り，彼らはそれぞれの世界の中で，その都度を生きる傾向をもつ。一方で彼らには，「（1つの）自分という感覚」や共感的な眼（エンパサイジング）はどちらかというと育ちにくい（図2）。しかし思春期になって，共感性をもつことを期待されると，その必要性に気づき，少なくとも（いくつかの場面においては）他者配慮的な姿勢を獲得する。また周囲から社会適応的な自己像の確立（獲得）を迫られると，彼らは社会の中で自己をつつがなく機能させるために，例えば格子の全体枠を俯瞰する視点を獲得する。そして彼らは，自分がもっている諸側面（諸枠）を総合的に分析し，その上で社会に合った自分の「部分」（枠の1つ）を活用しながら適応を試みる。いずれにしても放射型人間がごく自然に（1点を中心に）自己の統合作用を発揮しやすいのに対し，格子型人間ではそのこころの構造上，かなり恣意的に統合作用を発動させる必要が生じる[54]。

● 放射型人間をもとにしていた自己像の標準

以上からいえることは，伝統的な精神医学や臨床心理学が暗黙の標準とした近代西欧型自己（「一般型自己」）は，放射型人間にとっては親和性があるが，格子型人間にはそうでもない。図2のスペクトラムでいえば，放射に偏った地点に位置する者の方が形成しやすい自己像といえる。またこの図でASD型自己（タッチパネル型の自己）の位置どりをみると，彼らは格子型人間の中でも，とくに格子に親和性がある人たちであり（ちなみにBaron-CohenはASDの脳を「超男性脳」と呼んでいる），近代西欧型自己（「一般型自己」）を標準とすると，かなり偏位した性格類型とみなされてしまうことにもなる。

今後本書では，西欧型自己をもとに築かれた臨床心理学や精神病理学的視点で理解できるこころの現象に関しては，先達の見解を取り入れながら，理解が困難な現象に関しては，放射型・格子型人間の生得的なこころの様態にまで立ち返って，わかりやすく述べていきたい。

第2節 自閉スペクトラム症と精神療法

● 成人の高機能ASD者の自己構造

高機能自閉スペクトラム症（以下高機能ASDと記述する）者の成人の抱きやすい自己イメージは，タッチパネル状である。これは基本的には，格子型人間のそれを特化したものである。彼らの世界は，通常，そのときに開かれているウィンドウの中で展開し，しかも彼らはその中の対象と一体化した存在様式をとっている。つまり認知対

象との間に心的距離をもたず[130]，開かれたウィンドウ内で展開される事象を，そのまま自動的に生きる傾向を強くもつ。したがって彼らは，その世界が自己にとっていかなる意味をもつのかを，あまり考えない。このような彼らの存在様態においては当然，他のウィンドウ内の対象は射程外のものとなる。Asperger, H.[6]も述べているように，彼らの生きる世界では，「自生的に人格の中心から出発し，種々の外的な状況にふさわしい反応をとらなければならない正常な行動と違って，（中略）限定化している（ほかの領域は沈み込んでいる）」のである。

しかしこのようなASD型自己者も，（とくに高機能であればある程）社会の中では自己の統合を必要とされる場面に遭遇する。その際に彼らが用い得るのは，各ウィンドウを離れてパネル全体を俯瞰するイメージである。先に述べたように，これは多かれ少なかれ格子型人間全般に認められる傾向であるが，ASD型自己者の場合には，ここでしばしば「パネラー的感覚」が強く意識される。つまり社会適応のための自己の統合という本来の意味（現実的な意味）を離れ，彼らはパネラーとしての行為に「嵌まって」いく傾向をもつ。ちなみにある高機能ASDの技術者は，「僕の人生はゲームです。僕自身がパネラーのようなものですから」と述べていた。

いずれにしても，ASD型自己の特徴は，格子型人間のそれをベースにしたものであるが，通常の格子型人間であれば育めると思われる（場面に相応しい）他者配慮性や，（現実に即した）統合志向性はみられにくく，タッチパネルのイメージが強く意識されやすい。

●成人の高機能ASD者の精神行動特性の把握

ところで高機能ASD者が外来を訪れる際には，必ずといってよいほど彼らには環境への適応障害がみられている。それは，要するにASD型自己の機能のあり方と一般者の自己構造‒機能（しばしば近代西欧型自己構造‒機能）のあり方とのずれによってもたらされたものと理解して差し支えない。表1には，主に職場でみられる彼らの精神行動特性（註3）を示した[48]。このような特性も，上述のずれの視点でみると理解しやすく，またそこから彼らへの精神療法の糸口が見出せる。

> **註3** **精神行動特性とは**：従来の精神医学では，主に面接室内で観察される「症状」が取り上げられてきた。しかし歴史的に精神医療の現場が，入院病棟から社会生活場面へと移行するにつれ，社会生活場面でみられる患者さんの認知・行動特性を把握する必要が生じてきた。精神行動特性とはそれを具体的に記述したものである。この用語は吉松[155]が最初に使用したものであり，主に慢性期の統合失調症の人々の地域生活（とくに健常者との共生）で使用された。しかし現在では，社会生活を営む，成人の高機能ASD者を支援する際にも欠かせない概念といえる。

表1 職場におけるASD(PDD)者の精神行動特性

精神行動特性	周囲からの印象(具体例)
① 人の気持ちを読めない	「人を人とも思わない」「暴君のようだ」
② 場の空気を読めない	「気が利かない」「嘘をつけない(馬鹿正直)」「物事をダイレクトに言い過ぎる」
③ 暗黙のルールがわからない	「自己流の人」「非常識な人」
④ 気持ちが自然に通じ合えない	「阿吽の呼吸が通じない人」「理屈っぽい・理詰めの人」
⑤ 自分というものがない	「ただいるだけの人」「日和見な人」「ご都合主義の人」
⑥ 言っていることがよくわからない	「だらだら喋る」「話が行ったり来たりする」「思ったことをそのまま口にする」「会話がちぐはぐ」
⑦ きわめて不器用	「1つのことに集中すると他に目がいかない」「すぐに行動に移せない」「動きがぎこちない」
⑧ 応用が利きにくい(経験化不全)	「不器用」「何度教えてもわからない」「覚える気がない」
⑨ 機械のような人	「何でも言葉で確かめる」「メモへの嗜癖」「歩くコンピュータ(リスト作り)」
⑩ きわめて頑な	「変更がきかない」「気が利かない」「杓子定規」

(広沢正孝:統合失調症を理解する―彼らの生きる世界と精神科リハビリテーション.医学書院,2006,広沢正孝:アスペルガー症候群の人とのコミュニケーションの仕方.メンタルヘルスマネジメント 2:10-15,2013.より改変)

▶「人の気持ちを読めない」「場の空気を読めない」「暗黙のルールがわからない」

　先述のようにASD型自己では,人は1つのウィンドウ内の世界を,半ば自動的に生きており,別のウィンドウとの関連やパネル全体の統合はことさらに意識されにくい。一般者のように,認知対象や自身のその都度の行動が,自己全体(やその場面)にとっていかなる意味をもつのかという視点も生じにくい。これは表1に示した精神行動特性の中でも,「場の空気を読めない」「暗黙のルールがわからない」といった特徴に結び付く。また自身の固有の感覚を意識しにくい彼らは,他者がそれぞれに固有の感覚をもちながら生きていることも理解しにくい。「人の気持ちを読めない」という精神行動特性も当然のこととして生じよう。

　産業保健の場では,「人の気持ちを読めない」ゆえに,ASD者が「暴君」のように捉えられ,「パワハラ」問題に発展することもある。次の事例は,53歳の男性で,のちにASDの診断がついたケースである。

症例　E氏　53歳　男性　会社員

　E氏は,某企業の課長である。彼は仕事の正確さでは社内の評価が高かったが,課長としての部下のマネジメントは不得手であり,部下からのたび重なる苦情を受けて,人事担当者が筆者に診察を依頼してきた。人事担当者によれば,常にE

氏の課内では，彼による「パワハラ問題」が生じ，とくにそれは書類の書き方，報告の仕方，書類のコピーの仕方，机上の整理の仕方，室温の設定，照明の調整，出勤時間をめぐる「異常ともいえる厳しさ」に端を発していた。この課では，社員の自由度は著しく制限され，その規則を守らない部下に対してE氏は，執拗な叱責のみならず業務の変更を一方的に命じ，しかもその理由もほとんど述べない。また彼は「ひっかかることがある」と，その問題が何であれ執拗に相手を問い正し，それが深夜に及ぶこともあった。

なおこの事例の精神行動特性には，「人の気持ちを読めない」ことのほか，表1の⑦，⑨，⑩をみてとることも可能である。

▶「言っていることがよくわからない」「気持ちが自然に通じ合えない」

自己固有の感覚が育ちにくければ，彼らが言葉に対して込める意味も，一般者とは異なってくる。なぜなら一般者では，言葉は自分自身の内界を他者に伝えるため，そして他者の内界を自分自身が理解するために機能する。しかし1つのウィンドウの中の世界を，半ば自動的に生きているASD者では，むしろ事実を説明する手段として使用され，彼らの発する言葉は，そのウィンドウ内の事象をそのまま述べたものとなりやすい。またこのことは，もしも会話の最中に異なったウィンドウが開かれることがあれば，彼らの発する言葉の内容がその事象へと容易に移ってしまいかねないことをも意味する。「話が行ったり来たりする」「思ったことをそのまま口にする」といった精神行動特性は，そのような彼らの自己−世界構造を反映していると理解される。結局彼らの言葉は，周囲の者からは「よくわからなく」なる（時に「連合弛緩」という精神症状にみえてしまうこともある）し，また会話を通して「気持ちが自然に通じ合えなく」なることも少なくない。

以下に，「言っていることがよくわからない」事例を提示する。

症例　R氏　26歳　男性　会社員

R氏は，26歳時に職場の人間関係上の問題から急性精神病様状態を呈して受診してきた患者であり，以下はその2回目（初診後1週間目）の面接記録の一部である。このときすでに内的な興奮や困惑はかなり収まっていたが，会話はチグハグで，なかなか意思の疎通が困難であった。

筆者は，前回の受診時の困惑から，平静さを取り戻せたかどうかを尋ねるつもりで，面接を開始した。

R氏との会話

「いかがですか？」「E233系でした」
「？」「2回目だったので」

> 「E233系？」「中央線で走り始めて，運転席のところが〜〜」（電車の説明を始めた。）
> 「中央線でここまで来たの？」「はい。八王子発 8 時 15 分の電車で，〜〜」（本日の精神科クリニックまでの行程を再現するかのように報告する）
> 「あなたは電車が好きなの？」「はい」
> 「ところで前回話していた会社のことは？」「まだ思い出して怖くなります」
> 「思い出す回数は？」「韓流ドラマ見ていると思い出さなくて。〜〜」（今度は韓流ドラマの話を微に入り細に入り始める。韓国の地名にやたらと詳しいことが判明）
> 「韓国には行ったことがある？」「はい。2 回，家族で行って」
> 「どんな印象だった？」「○○と△△と××と〜と〜と〜を見てきました」
> 「一番印象的だったのは？」「○○ホテルの△△ウォンの××コースの宮廷料理の海老です」

　この事例では，患者から発せられる内容が，「病状に関して語り合う場」としての診療場面から外れ，しかもテーマも変転するといった特徴をもつ。ASD 型自己を念頭においてこの現象を考察すると，彼の場合，医師との会話の中で，彼の自己を構成しているいくつかのウィンドウが（半ば自然に）開いてしまっていた可能性がある。彼はその都度，開かれたウィンドウ内の場面を自動的に生き始め，さらにその場面をそのまま言葉にしていたのであろう。彼の精神病理は，往々にして「連合弛緩」と捉えられるが，見方を変えれば，ASD 型自己特有の機能様態がそのまま顕れたとみることもできる。

　次に，「気持ちが自然に通じ合えない」事例を提示する。この事例は，本人から発せられた内容は医師の質問と噛み合っていたが，上述のR氏同様，その際に開かれたパネルの情景をそのまま語ったことにより，事実の羅列となってしまい，「気持ちが通じ合えなくなった」と考えられるものである。

症例　V氏　31歳　男性　会社員（文献 48 より改変して引用）

　V氏は 27 歳の会社員で，結婚もしている。会社内での不適応に端を発し，3 年以上筆者のもとに通い続けている。彼は休暇で北海道へ旅行に行ってきたとのことであり，その様子を筆者は尋ねてみた。

V氏との会話
「どんな旅だった？」「羽田発 8 時 20 分の全日空○○便に乗りまして，席が 23A の窓側で，C 滑走路を北に向かって離陸しまして，東京湾の上を上昇しまして，下に東京ディズニーランドとディズニーシーが見えまして，船橋市辺りの上空から北に向かいまして，おそらく霞ヶ浦の上と思われるところを飛びまして，

> 高度3万2千フィートで水平飛行に入りまして〜（…），十和田湖の手前と思われる位置から降下を始めまして〜（函館空港に着くまでの経緯をさらに話し続けた）」
> 「ところで現地では，どことどこを訪ねたの？」「函館と大沼と洞爺湖と〜と〜（訪れた場所を羅列し始めた）」
>
> 彼の語りには抑揚がなく，事実の羅列ばかりで，彼から楽しさは伝わってこなかった。ちなみに同行した妻からは，V氏は「旅行中は上機嫌であった」という陳述が得られている。

おそらくV氏の眼前には旅行の場面が再現されており，それをそのまま述べていたものと思われる。したがって彼の発現は事実の羅列となってしまったが，彼にとっては場面の再現という現象自体が「楽しい」ものであった可能性はある。

▶「応用が利きにくい」「機械のような人」「きわめて頑な」

固有の感覚のなさは，心理学的にいえば中枢性統合の弱さや実行機能の障害といった心理概念にもつながる（註4）。彼らは個々の体験を自分の経験として統合しがたく，それは「経験化不全」という精神行動特性として顕在化することも多い。このような彼らに対して，周囲の者はしばしば同じようなことを何度も指導しなければならなくなり，疲労困憊に陥りやすい。一方で彼らは「経験化不全」による不自由さを，リスト作りで補ったりもする。これがすべての場面で顕在化すれば，彼らは「機械のような人」にみえるし，またリストに決められた通りにしか行動できなければ，「きわめて頑な」に映るであろう[53]。

以下に，「応用が利きにくい」事例を提示する。

症例　N氏　初診時21歳　男性　会社員（p109参照）

25歳の男性社員（宅配業の事務職員）である。彼は大卒後に勤務した会社で，「事務処理が遅い」「少しは頭を働かせろ」と言われ続けた。上司の陳述によれば，それは「応用力のなさ」によるところが大きい。彼に1つの荷物に関する宅配事務の処理方法を教えれば，彼はそれを正確にできるようになる。しかし少しでも異なった荷物の種類になると，以前に教えたことがまったく生かされず（多少の応用も利かず），最初から勉強しなおしているという。

次は「機械のような人」の事例である。

> **症例** ▶ **J氏　57歳　男性　公務員**（文献48から改変して引用）
>
> 　J氏は57歳の男性（公務員）である。彼は34歳時に現在の妻と結婚したが，その際に彼が企画した新婚旅行では，毎日見物する場所のみならず利用する電車もバスも決まっており，しかも彼が選んだ見物場所は，素人にはわからないマニアックな場所ばかりであった。旅の最中，妻が「少しゆっくりと食事をとりましょう」と言っても，○時○分のバスに乗り遅れると言って，時計ばかり気にし，妻は「ひとつもくつろげなかった」と回顧している。ちなみに彼は，その後の日常生活でも，毎日決まった時刻の電車で出勤し，帰宅時間も決まっていた。
> 　J氏の自己−世界感は，あたかも日程表のようなものであり，彼は「それをその通りに生きていくことが，ストレスを溜めない秘訣である」と語る。

　J氏のこのような生き方はまた，「人の気持ちを読めない」「場の空気を読めない」といった精神行動特性にも該当する。

> **註4** 「中枢性統合の弱さ」と「実行機能の障害」：中枢性統合とは，個々の情報を自分なりにまとめて，状況に応じた，より高次の意味に構築していく能力を指す[15]。これに対して実行機能（executive function）とは，行動面を強調した概念であり，より高次の意味ある適応的な行動を実行するための機能である。なおこれらの機能の障害は，ASDをはじめとする神経発達症群のみならず，統合失調症のとくに慢性期にも認められる。

● **成人の高機能ASD者の精神療法のポイント**

　ここでは，以上に述べてきた成人の高機能ASD者の精神行動特性を押さえた上で，臨床場面における彼らの診断と，精神療法のポイントを述べる。なお次に提示するB氏は，精神療法の具体的なイメージを把握しやすくするためのものである。

> **症例** ▶ **B氏　29歳　男性　会社員**
>
> 　職場の産業医からの依頼で診察した29歳の男性である。彼の上司は，彼の日常の対応にほとほと困っているようであり，その情報は，すでに産業医を介して筆者に伝えられていた。
> 　それを列記すると，以下のようになる。すなわち，①仕事の才能はあるが，1人で勝手に行ってしまい，上司に業務の報告がない。②仕事の進め方が独断的で，上司がいくらそれを訂正しても聞く耳をもたない。③上司の指導に対し，いちいち

合理的な説明を求める。④部署の業務が忙しいときでも，自分の仕事が終わるとさっさと帰ってしまう。⑤自分の部署の人間，当社の社員としての自覚がない。

初診当日は，母親と上司も同伴で来院。以下は，そのときの面接の抜粋である。

初診時面接

「いかがされました？」「いや。とくに問題はないです」

「今日は，上司の方もお見えですね？」「はい。○○という人事課の者です」

「産業医から，あなたのことは多少うかがっています」「○月○日午後2時20分に会いました」

「それはあなたが産業医に会われた時刻ですか？」「そうです」

「どのような話をしましたか？」「特段，何をということはないのですが，私の行動が問題だそうで」

「あなたはそれをどう思いますか？」「どう？」

「あなたにとって職場は居やすいですか？」「基準がわかりません」

「基準とは居やすいか居やすくないかの基準？」「そうです」

「例えば大学時代と比べると，どちらが居やすいですか？」「どちらもそれなりに」

「会社の規則はどう思いますか？」「そういう意味でしたら明確です。今の会社は，正直申しまして非合理な規則だらけですね。非科学的な締め付けが多くて，必要のない報告や相談をいちいち迫られます。旧態依然としているといいますか」

「あなたはそのような環境に適応しにくいと感じていますか？」「あまり考えたことはないけれど，ここのところはひどいですね。とにかく呼び出しが多くて。いきなりわけのわからない理由で怒鳴られるのですから。あれはパワハラですよ。きちんと説明もしないで怒鳴るのですから。こっちがいくら，なぜいちいち必要もない業務の報告をしなければいけないのか，なぜ自分の仕事が終わったら帰ってはいけないのか合理的な説明をしてくれと頼んでも，『そんなの社会人の常識だろう！』の一言ですからね。で，ドカーン」

「上司の雷が落ちる？」「そう」

初診時のB氏の印象は，情緒に乏しく，まるで機械と話しているかのようであった。産業医からの報告で，当初よりASDが疑われたが，実際に彼と面接してみると，「会話のキャッチボール」がスムーズにいかず，こちらが意図したこととは異なった文脈の応答が多々あること，それでいて(例えば統合失調症患者のような)精神的エネルギー(エネルギーポテンシャル)の低下がうかがえない[45,50]ことから，より強くASDの診断を疑うようになった(のちの面接で幼少時からの特徴を聴取し，ASDの診断が確定された)。

特有の認知行動様式(精神行動特性)

ところで彼との面接から把握できたことは，彼には彼なりの認知行動様式があり，彼はその規則に従って仕事をしている事実であった。先述のASD型自己の特徴を鑑みると，彼のタッチパネルの世界は，そのシステムの規則に従って，実に

「合理的に」機能しており，したがって彼の言動は了解可能といえた。ちなみに定刻に帰宅することに関しては，「就労規則通りです。アフターファイブは別の世界がありまして，ブログを開設しておりますので，その仕事があります」と語った。そして彼はそこで，「職場とはまったく違う世界」を生きているようなのであった。しかしこの生き方は，職場の人々からは理解されなかった。職場の人々が求めているのは，あくまでも会社や所属部署の一人間としてのあり方なのである。B氏に対する仲間からの不平を受け，上司は再三彼と面接を行ったが，一向に彼には上司や仲間の意図が通じなかったという。以下が，B氏と上司の初診前に交わされた会話の記録である。

B氏と上司の会話
「一体君は何を考えているのか？」「？」
「何を考えて仕事をしているんだ？」「何も考えていません」
「（上司はB氏が反抗的な姿勢を示したと解釈した）何も考えていないとはどういうことだ。ここは責任のある職場だぞ！」「責任は果たしています。契約通りに働いていますし，成果だって出しています。最も合理的な仕方で仕事をしているのです。考えなくたって僕の頭の中にはそのマニュアルがありますので，その通りにやっています」
「私が言いたいのはそのようなことではない。どうして周りの人のことを考えないのだ，ということだ」「？」
「私の言いたいことがわかるか？」「？」
「君は自分を何だと思っているの？」「？」
「じゃあ，○○会社の社員としてどうあるべきだと考える？」（これを受けて彼は，暗記していた社訓を述べ始めたという）。

ここでもわかることは，上司が求めているのが，「1人の社員として自分を捉え，絶えず会社の仕事に従事しているという意味を認識し，適切なふるまいを行うこと（すなわち中枢性統合や実行機能を備えた『一般型自己』の機能のあり方）」であるのに対し，B氏が主張しているのは「ASD型自己」の機能のあり方の合理性であった。このずれが相手の主張を「了解困難」とさせ，双方にストレスをもたらしていたのである。

精神医療の現場では，B氏のような事例は，「自閉スペクトラム症」という診断が下され，適応訓練の勧めや部署の配置換えなどが提案されるであろう。しかしその際に必要なことは，それがASD者も周囲の者も，十分に納得した上での提案になることであろう。そのためにも，双方への精神療法的なアプローチの視点は重要である。

B氏の事例からもわかるように，ASD者の適応障害では，彼ら自身も周囲の者も多大なストレスを体験している。しかもそのストレス因は，一般型自己とASD型自己との自己構造–機能のずれに起因した双方の認知・行動様式の相違からきている。やはりこの点を押さえた，当事者たちへの精神療法的アプローチが必要となる（当事

者たちには，このようなストレスのメカニズムがみえにくい。理由のわからないストレスほど，当事者たちを消耗させることはないであろう。したがって精神療法としては，まず両者にストレスのメカニズムを明確に示すことがポイントとなる)。

　ちなみにこの事例に対して筆者は，まずB氏にASDであることを告げた（明確な告知に関しては，筆者は，告知によって本人が適応しやすくなる場合にのみ行う。そうでない場合には，ASD型自己の自己-構造・機能の特徴を示すにとどめる)。また彼に対して，ASD型自己の自己-構造・機能の特徴を示し，一般者との相違を説明した。さらに同様の説明を，(本人の了承を得て)上司や同僚に行った(「タッチパネル」という用語を用いた説明は，理解を得やすいようである)。また，ASD者の精神行動特性をも説明した。その上で，これまで部署内で生じてきたさまざまな問題に関して，少なくとも双方に悪意がなかったことを確認した。通常は，このプロセスを踏むことで，社内の協力体制が得られ始め，その後の具体的な対応に弾みがつくことが多い。

第2章 統合失調症

幻覚・妄想と認知の障害の理解

第1節 統合失調症の急性期―幻覚・妄想の病理の理解と精神療法

1 統合失調症とは

●統合失調症とは―操作的診断と現代の治療観

　統合失調症は主に青年期に発症しやすい，代表的な精神病性の障害である。DSM-5[4]に倣えばその特徴は，①妄想，②幻覚，③まとまりのない発話，④ひどくまとまりのない，または緊張病性の行動，⑤陰性症状(すなわち感情の平板化，意欲欠如)が，原則として6か月以上持続し，しかも仕事や対人関係，自己管理などの面で機能レベルが低下する点にある。そしてその診断は，①～⑤のうち2つまたはそれ以上(少なくとも①～③のいずれかを含む)，各々が1か月間，ほとんどいつも存在した場合に下される。

　統合失調症の治療においては，現在の精神科医療をみていると，薬物療法の比重が高まり，とくに非定型抗精神病薬の開発以来，陰性症状の治療までをも含めて薬物選択のアルゴリズムが作られつつある。そして医療現場では，どの抗精神病薬をどのくらい使用するかということに治療の主眼が置かれ，ともするとわれわれの治療姿勢は，それで十分であると考えられがちである。

　しかし実際の臨床場面を思い描いてみると，治療を開始する前に，彼らから治療を行うことへの激しい抵抗が示されたり，薬物療法を拒絶されたりすることが少なくない。ここで必要となるのが，統合失調症患者のもつ生き方と，それと結び付いた不安への配慮であり，そのためにも急性期の彼らが体験している世界を理解する姿勢が重要となる。そこで本節では，統合失調症の精神病理とは，いかなるものなのか，わかりやすく説明してみたい。

●統合失調症とは―自己の成立不全

　統合失調症における患者さんの体験の本質は，精神病理学的・人間学的にみると，「自己の成立不全」という言葉で表現されうる[44,79]。わかりやすく説明すると以下のよ

うなことである。

　通常，健常といわれる人間の場合，どのような場所，どのようなときにも，多かれ少なかれ自分（自己）というものの存在を自覚している。それは，常にその場の中に自然に生まれてくる私の感覚であり，健常な人は，例えば家庭の中にいるときの私，職場の中にいるときの私，交渉ごとをしているときの私，くつろいでいるときの私を生きている。しかもその私とは，イメージとして捉えれば「いつも一定で，変わることのない，他人とは異なるといった」ものである。いたって当たり前なことのように思えるが，そのような私があってこそ，われわれは周囲に翻弄されることなく，常に安心して生きることができるのである。

　では統合失調症の人たちでは，これがどのようになっているのか？　彼らの場合は，この基本的な確信が得られず，上に述べたような一定の自己を見出せぬまま，常に周囲に翻弄され続けていると思われる。これが精神病理学でいう「自己の成立不全」の意味するところなのである。

2　統合失調症の発病過程と彼らの内界の特徴

● 自己の成立とは—思春期における個の自覚と統一された自己像へのとらわれ

　ではなぜ，統合失調症の人たちは，思春期および青年期に至って，「自己の成立不全」という病態を体験するのであろうか。

　ここでもまず健常者の場合を考えてみる。われわれは幼少時から思春期頃までは，自分を意識することなく，ほとんど反射的あるいは非内省的に行動をし，生活している。しかし思春期に至ると，多くの人は「自分とは何か」と，自分に対する内省の目をもち，統一された自己の存在を意識するようになる[156]。実はこの時期は，家庭から社会へ出，そして社会から新しい役割を期待され，同時に自らも個の自覚を意識して新たな行動をとろうとするときである。つまり重要なことは，われわれは思春期になると，周囲から統一された自己をもち，社会に参加することを期待される点なのである。思春期の若者は，その期待や要求に対して敏感になり，多くは「自己の成立」へ向けて躍起になる。

　ところでこの過程でわれわれが一般に行うことは，身近な人に同一化し，相手の像を繰り返し自分の中に取り入れることである。またそれに加えて，いったんは同一化した相手から距離をとり，その相手との間に適切な距離のある対象関係をもつことである[155]。そしてこのことが，先に述べた，その都度（健全な）私が成立するための基礎となる。

● 思春期における自己の統合不全—統合失調症の発病に至る端緒を理解する

　しかし統合失調症の人たちの場合は，幼少時から対人関係を積極的には積み重ねることなく，自分という感覚をあまり意識せずに（個をあまり自覚せずに），受動的に思春期までを過ごしてきていることが多い。もちろんこのような子どものすべてが，思春期ないし青年期に至って，統合失調症を発症するわけではない。それではどのよう

な人が，その危機をもってくるのであろうか．

　先述のように，思春期から青年期に至ると，周囲から自己の成立を迫られる．その際重要となるのは，この課題を本人がどのように捉えるかなのである．統合失調症の発症への道を歩む人は，この課題に取り組まなければならないと過剰に思い込む．彼らは家庭から社会へ出，周囲からの期待に応えようと，（それまでの受動的な姿勢とは正反対に），自ら個の自覚をもって（全力で）行動しようとする．しかし彼らの多くはこのとき，自分の中に拠るべき自分の芯を見出せず，周囲に翻弄されてしまうのである．このようなときの彼らの典型的な行動は，主に2つの方向に向けられる．1つは，確かと思われる何か（自己に代わる対象物）にしがみつくこと，もう1つは，半ばやみくもに他者に接近して自分を確かめようとすることである．

　前者は，破瓜型統合失調症の病前にみられやすく（もちろん妄想型統合失調症の病前でもみられうる），例えば一流大学への入学，医師や弁護士といった資格の取得にしがみつこうとする．つまり彼らの場合，資格が自己に代わる（確かな）対象とみなされる．そのような彼らの姿は，周囲からは唐突な「一念発起」にみえてしまう[10, 109, 155]（註1）．一方で後者は，妄想型統合失調症の病前にみられやすく（もちろん破瓜型統合失調症の病前でもみられる），例えば場当たり的な友人への接近がみられる．

註1　「一念発起」とアンテフェストゥム：このような「一念発起」が生じる背景には，統合失調症を発症しうる人たちがもつ特有の時間構造（正確にいえば，自己-世界への関わり方の中にみられる時間構造）が存在している可能性がある．木村敏[78]は彼らにみられるこの時間構造を，アンテフェストゥムという「祭りの前」を意味するラテン語の言葉で命名し，彼らには発症前から「未来の可能性を求める先走り」の傾向があると指摘した．つまりこのような人たちは，足元の現実を吟味するよりも，一気に遠い未来の懸念にとらわれ，（非現実的な）先走りをしやすいというのである．なお木村の論では，このアンテフェストゥムは，うつ病患者の自己-世界への関わりにみられる時間構造であるポストフェストゥム（「祭りのあと」）と対極をなしている．ちなみにうつ病を発症しやすい人たちの場合は，既存の価値秩序を重視し，経験の蓄積や前例に頼ってその都度の行動を決定しようとする．彼らにとって秩序の急変は適応不可能な事態を意味し，この事態は「取り返しのつかないあとの祭り」として感じられるという．

●彼らが求めてやまない自己像とは

　彼らが求めている自己とは，あくまでも先述のような「いつも一定で，変わることのない，他人とは異なった」統一されたイメージで捉えられる自己，そして高度に統合された，自律的，理性的な自己である．少なくとも思春期に至った彼らは，「社会がそのような高度に統合された自己を一貫してもつことを例外なく要求している」と，疑問をはさむ余地もなく信じ込み，そのことに過度にとらわれているのである（註2）．

註2 このような自己像の典型は，近代西欧型自己[54]である（p3参照）。実は西欧社会において統合失調症という病態が出現したのは，まさに近代社会においてであった[92,123]。ちなみにこの時代は，キリスト教の影響力が減じ，近代西欧人はそれまで神という存在がもっていた唯一絶対性を，理性という（代替えの）形で引き受けなければならなくなったときにあたる。ここで問題となったのが，人々が自ら理性をコントロールし，確固とした自己−世界感を作り上げ，かつ対人社会をも形成，維持していく必要性を，（半ば当然のごとく）背負わざるを得なかった点である。つまり彼らは絶対というもののない身近な帰属集団の中で，高度に統合された揺るぎない自己構造を作り上げなければならなくなったのである。これが統合失調症という病態が世の中に生じた歴史的基盤ともいえるようである[123]。

統合失調症の人たちの場合，いくら「自己を成立させようと」躍起になっても，それまで受動的で，幾人もの他者像を積極的に自身に取り入れてこなかったこともあり，近代西欧型のような確固とした自己像をうまく描くことが難しい。たとえ上述の「一念発起」が成功したとしても，この問題が解決されたことにはならないし（たとえ一流大学に入学できたり，資格を取得したりできたとしても，その後に自己の成立不全に直面することが少なくない），多くは「一念発起」の試み自体に失敗し，焦りを強めていく[44]。また他者への接近を試みた人は，その都度他者に呑み込まれ，結局は「自己のなさ」にさらに直面する。例えばある統合失調症の女性は，「私にはどうしても芯ができず，周りの人のような大人になれない」と語っていた[44]。彼女のいう「大人」とは「近代西欧型自己を万全に確立している成人像」を指しているのであろう。

いずれにしても彼らの試みは，社会という現実世界の中で「行き詰まり」をみせてしまうのである。

● 破瓜型統合失調症患者の発病前夜の不安体験を理解する

さて，ここからが統合失調症への発病への道である。ただし破瓜型と妄想型とでは，彼らの体験が多少異なるので，両者を分けて述べる。

▶ 格子型人間としてどうしても手が届かない自己像

まず破瓜型統合失調症の人たちであるが，実は彼らは，基本的に格子型人間（p5参照）であると思われる[50]。つまり，生得的に分析的な眼（システマイジングの動因）を豊かにもち，成長とともにこころの中にいくつかの独立した世界を形成し，それぞれの世界の中で，その都度を生きる傾向をもつ人たちといえる。第1章でも述べた通り，彼らが描く自己像は，本来は格子状の形態をもちやすい。しかし統合失調症の人たちが病前に求める自己像は，「いつも一定で，変わることのない，他人とは異なった」もの，つまりJung, C.G.[69]が健常な自己イメージとして仮定したような，1点を中心として放射状の広がりをみせ，しかも幾重にも同心円が重なったイメージ（重層化したイメージ）で示されるものであり（図3A），格子状の自己イメージからは程遠い形態である。そのような彼らが，自己というものを強く意識するのである。

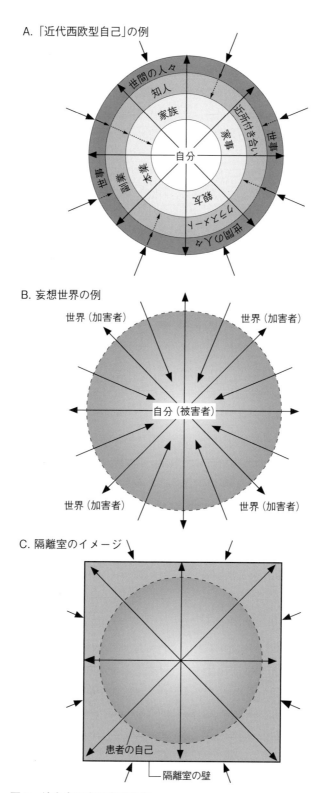

図3 統合失調症の妄想世界
(広沢正孝:「こころの構造」からみた精神病理—広汎性発達障害と統合失調症をめぐって. p88, 岩崎学術出版社, 2013. より一部改変)

▶理由のつかめない周囲の変化

　以上の特徴をもった彼らには，その後特異な体験世界が展開されることになる（Conrad, K.[12]）。それを彼らの視点で追体験してみると，まず彼らにおいては，周囲の世界が変容して感じられてくる。つまり周囲のすべてが，彼らにはよそよそしくみえ，それまで通じ合えていたはずの何かが欠けてくる（逆にいえば，それまでの彼らはただ受動的に，その都度の場面を生きる傾向にあった）。彼らは必死でその意味を探るが，わからない。まもなく周囲のすべてが何か自分にとって意味ありげに思えてくる。例えば電車の向かいの席の人たちが話しながらこちらを見たとすれば，自分に何らかのメッセージを送っているのではないかと疑う。もちろんこのような体験は，われわれにもありうるが，発病前夜の彼らの場合，同様の体験が四六時中生じてくるのである。そこで彼らは，周囲の人たちが，「何か自分の知らない秘密を握っていて，それで自分を中傷したり，それをネタに自分を陥れようとしたりしているのでは」と考え，不気味な気分を体験[13]する（Conradはこのような体験をトレマ；Tremaと呼んだ）（註3）。

> **註3** このような体験は，彼らにとっては乗り越えることが困難である。彼らが格子型人間であるとすれば，生来，周囲の事象が自分にどのような意味をもつのかといった視点に立つこと自体に，あまり慣れていないからである。

▶妄想世界への突入

　それでも彼らは，必死に周囲に隠されている意味を追究しようとする。そのような彼らは，周囲のあらゆる事象に過敏となり，ほんの小さな徴候をも自己と結び付けて捉えようとする。そして心身の疲労が極限に達したとき，彼らには，周囲のある1つの徴候が自身の重大な秘密（隠しておきたい弱点）と，一瞬にして結び付いて体験される。そして彼らは，一気に「すべてを納得」してしまう。例えば大学浪人をしている（発症前の）人を想定する。その彼の目に，たまたま高校生が自分の方を見ながら笑っている姿が入ったとする。このとき彼の内界では，そのことと，「何度も受験に失敗していること（秘密）が周りに漏れているのではないか」という観念とが直接結び付いてしまう。そしてそこから「（だから）みんなが自分を中傷しているのだ」といった一方的な確信をもつに至るのである（これが妄想知覚，妄想察知という現象）。こうして彼らは，それまで「意味ありげ」にみえていた世界に，明確な意味をみつけ（Conradはこのような体験をアポフェニー；Apophänieと呼んだ），妄想世界が成立する。ここに至って彼らには，統合失調症が発症したと判断される。

　このときの彼らの体験世界の構造は，「世界全体」対「自己」という対立構図で描かれ，彼らにとって「世界」は一方的に意味するもの，「自己」は一方的に意味されるものと化している[12]。そのイメージを図で示せば，**図3B**に提示したようなものとなろう。つまり彼らの自己-世界は，近代西欧型自己（**図3A**）のように重層化されておらず，外部の刺激はすべて自分の芯まで直接響き，自己の内部の情報も外部に筒抜けとなってし

まう。急性期の破瓜型統合失調症患者が身を置いている妄想世界とは，このような体験世界であると思われる。

● 妄想型統合失調症患者の発病前夜の不安体験を理解する
▶ どうしても重層化できない自己像

妄想型統合失調症の人たちは，基本的に放射型人間(p5参照)であると思われる[50]。つまり，生得的に彼らは共感性(エンパサイジングの動因)を豊かにもち，自分の視点をもとに世界を形成していく。彼らが描きやすい自己像は，おそらく放射状構図でイメージ化されやすい。そのような彼らが確固とした自己像をもつには，対象との距離を勘案する眼を育てる必要がある。しかし妄想型統合失調症の人たちの場合，対象との適度な距離をとりにくい特徴をもつ。したがって彼らは，確固とした自己像がもてぬまま，その都度対象(他者)に呑み込まれてしまう怖さを体験する。

実は人間は，誰しもさまざまな側面をもっている。そのような人間の真意をつかむには，相手との間に適度な距離を保ち，客観的に相手のさまざまな面を分析することが必要となる。しかし妄想型統合失調症の人たちには，(その距離のとれなさから)相手の一側面しかみえないのである。しかも相手が，その都度異なった側面をみせたりすると，彼らには相手の真意がつかめず，疑心暗鬼に陥る。そのような彼らの対処方法はたいてい，さらに相手に接近してその意図を確かめることである。しかし当然のことながら，そうしてみえる相手の姿も，その一側面に過ぎず，結局彼らはその都度異なってみえる相手に翻弄される形になる。彼らは自己の立ち位置を見失い，人間関係における自己の核や芯をも見失ってしまうのである。これが発病前の彼らに特有な不安であるといえよう(註4)。

註4 あえて自己イメージでいえば，重層化されることのない放射状の自己感である。つまり中心との距離を定める，同心円状の構造が構築されにくい。このような彼らの自己–世界は図3Bに示した妄想世界と通じるところがある。妄想型患者にとって，彼らが築き上げる自己–世界構造と妄想世界は紙一重のところがあるといってもよい。

▶ 妄想世界への突入

彼らの不安のその後のゆくえは，破瓜型統合失調症の人たちと同様である。つまり周囲が自分に対して何らかの意味を示してくるトレマを体験する。ただそこで彼らは，破瓜型統合失調症と異なり，積極的に他者や世界の意味するところを，(独断的に)読んでいく。その結果，早晩彼らの前にはアポフェニーの体験が展開する。ここに妄想が成立し，彼らは統合失調症へと踏み込んでいくのである。

3 統合失調症の急性期——彼らの内界の理解と彼らへの接し方

● 急性期統合失調症患者の生きる世界の理解

　ここからは，破瓜型と妄想型とを区別せずに述べていく。これは妄想世界における体験構造が，基本的に両者の間でそれほど変わらないからである。

　妄想世界に入った人たちの多くは，その後も不気味体験の背後に隠された意味を追究しようとする。人間にとって最も不安なことは，理由もわからずに迫害を感じることだからであろう。先述のように彼らの妄想の典型では，世界全体が迫害者となって，自分に危害を加える形をとっている。したがってその世界全体を司る主(ぬし)や黒幕を突き止めることこそが彼らの闘いの目標になりやすい（村上[102]はこのような存在を超越的他者と述べ，その出現に統合失調症性の妄想の特徴をみた）。また彼らは，自分の秘密がなぜ漏洩したのかも明らかにしようとし，多くは身辺に隠しカメラや盗聴器の存在を疑う。彼らは始終，そのような機器の探索に専念し，例えば自宅や自室の壁のシミやひびの1つひとつまでをも，仕掛け場所と疑ってチェックしたりする。しかしこれらの行為は，周囲からは当然のことながら「異常（了解不能）」に映ってしまう。妄想世界における彼らは，このようにしてどんどん孤立無援になっていくのである[44]。

　われわれに必要な診察姿勢は，孤立無援の闘いをせざるを得ない彼らの不安と努力に理解を示すことなのであろう。

● 急性期の精神療法——薬物療法や入院治療への導入に向けて

　統合失調症の患者さんを薬物療法や入院治療に導く際には，上述のような彼らの内界の理解と同時に，毅然として彼らに医療行為の遂行の意思を伝える姿勢が重要である。

▶ 治療行為のもつ二面性を押さえて精神療法を行う

　急性期の彼らの世界では，われわれが想像する以上に，複雑な懸念が錯綜している。彼らは妄想世界の中にあっても，それが現実世界での自己確立の挫折の果てに広がった世界であること，またその妄想世界は勝利のあてのない闘いの世界であること，しかし現在の自分は，破滅に至るまでその世界を行かざるを得ないことなどを，どこかで認識していることが多い。そのような彼らにとってわれわれが行おうとする治療行為は，一方で彼らに残された唯一の存在様式である妄想世界を奪い，自己の成立をめぐる「敗北」を突き付ける行為，他方で現実世界に引き戻してくれる救済行為として映る。つまり治療者は，自身の行為が，患者さんに挫折と救いの両方をもたらす，二面性を帯びたものであることを認識しておく必要があろう。われわれが毅然とした姿勢で彼らに臨むのは，あくまでもわれわれが救いの方を選択し，出口のない妄想世界の終焉作業を引き受けることを伝えるためなのである。

▶ まずは休養をとる必要性を押さえて精神療法を行う

　しかしそれによって治療への誘(いざな)いに成功したとしても，彼らにはなお懸念が残っている。それはかつて挫折を体験した現実世界に戻る不安や，今後「患者（精神障害者）」

として生きなければならないであろうという絶望感である．ただ筆者は，薬物療法や入院治療の導入時点では，その懸念に対しては「のちに一緒に考える」ことを約束する程度にとどめるのがよいと思う．なぜなら彼らは孤立無援の闘いで消耗しており，精神的エネルギー（エネルギーポテンシャル）（p30 参照）[12]がかなり低下しているからである．再び現実世界における「自己の確立」の課題に取り組むとしても，まずは休養によって，十分なエネルギーを蓄える必要があろう．とにかくこの点を強調し，併せて急性期の彼らの示しやすい身体症状（自律神経症状）にも注目して（多くの患者は交感神経系が極端に緊張し，良好な睡眠がとれず，疲労困憊している），休養の必要性を説くことが，スムーズな治療の導入には有用といえよう．

治療にあたっては，入院治療が必要な場合が少なくない．その際には，外来担当医がその後も主治医を務めることが望ましい．もしそれが難しい場合は，外来診察室で入院主治医を紹介し，主治医が入院病棟へ案内するといった配慮は重要となろう．

入院へ向けて有用な精神療法のキーフレーズ

「独りで闘ってきて疲れたでしょう」「まずは疲れをとる必要があります」「疲れをとるためには，十分な睡眠やバランスのとれた食事が必要です．それを可能とするために，薬物療法（入院治療）が必要です」「先のことは，疲れがとれてからゆっくり考えましょう」

● 急性期の精神療法──隔離室を使用する場合

精神運動興奮の激しい入院患者さんには，治療のために隔離室を使用することがある．もちろんその使用にあたっては，患者さんの人権と安全を第一に尊重する姿勢が求められる．しかしわれわれは，隔離室の構造自体が，患者さんの不安を和らげうるものであることを，知っておく必要があろう．たしかに読者の中には，患者さんを隔離室から解放するといった逆の行為の際に，激しい抵抗を体験した方が少なくないと思われる．

▶隔離室の構造が自己の枠の代替えになる

さて，一般に健常な人には，自分の内と外とを分ける自己の枠のようなものが存在し，それによって自分の内部の情報が外に漏れることも，他者の思惑が内部にまで侵入してしまうこともないと確信できている．しかし統合失調症の（妄想）世界では，基本的に自己の内部と外部とは筒抜けとなっていることが多く，考想察知（Gedankenverstandwerden；自分の考えが他人に知られてしまう），思考奪取（Gedankenentzug；自分の考えが他者に抜き取られる），思考吹入（Gedankeneingebung；他人の思考が自分のものになる）といった症状が顕在化してしまう．このような体験は，彼らに極度の恐怖をもたらし，それが精神運動興奮に直結してしまうことも多いのである．

隔離室の効用とは，まさにこのような急性期の患者さんの体験を癒す効果にある．なぜなら通常，隔離室の壁は厚く，その内部は機密性が高くなっているからである．この壁によって室外の音は遮られ，内部の音も外部に漏れにくい．さらに隔離室には

施錠がなされ，内外の行き来も著しく制限される。このような隔離室の構造は，先述のような患者には自己の枠の代替えとなり，部屋の内部は，さしずめ人工的な自己内部世界となりうるのである。したがって隔離室の使用にあたっては，「この壁によって患者さんの秘密が守られうること」を伝えることが，不安の軽減に有効と思われる（図3C）。

▶隔離室への入室者がもつべき心構え

ところで患者さんにとって隔離室へのあらゆる入室者は，自己の内部に入ってくる者たちに映る。それゆえ入室者は，彼らの「味方」として認知されることが必要となる。そのためにも治療行為のために隔離室の内部に入るスタッフは，極力限定するほうがよい（主治医および代行医や当直医，担当看護師，今後担当となる精神保健福祉士など）。そしてこれらのスタッフには，患者さんの内界を乱さないこと，患者さんが十分な休養をとれるよう安心感や安全感を与える姿勢をもつことが重要となろう。これはSchwing, G.[120]が提唱した「そっと寄り添う」という接し方である。筆者の臨床経験では，このような隔離室内の患者との交流が，その後のスタッフ−患者の大きな信頼関係を構築する際の礎となることが多い。

> **隔離室における精神療法のキーフレーズ**
>
> 「この壁があなたを守ってくれるから安心してください」「あなたの秘密は，この壁の外には漏れないから安心してください」「この部屋の中に入る人は，皆，あなたの味方です」

4 統合失調症の寛解過程

● 統合失調症の寛解過程とは

統合失調症患者の急性期の治療（主に入院治療）においては，彼らの内的体験が，今後の治療の過程（つまり寛解過程）でどのように変化していくのかをあらかじめ予測できていると，適切な対応が可能となる。もちろん統合失調症の寛解過程は個々で異なるが，その大枠は類似している。本邦では，この点をめぐる詳細な検討が行われており，なかでも中井[107]の業績は著名である。

中井は寛解過程をいくつかの期に分け，急性期→臨界期→寛解前期→寛解後期という流れを描いた。すなわち，患者さんが妄想世界を体験している急性期，妄想世界から現実世界に転換する臨界期，現実世界が優位となり，それまでの孤立無援な闘いから解放され，疲労が湧出する寛解前期，現実世界で再び自己の確立を目指して活動し始める寛解後期という流れである。

ここで精神科医に必要とされるのは，いかにこの過程を，スムーズに安全に歩ませるかという視点と，それを可能とさせるための精神療法の遂行である。なぜなら，それによって患者さんには，自身に見合った（無理のない）自己の確立への道が開け，治療者もまた患者さんの抱く不安や焦燥感に巻き込まれることなく，冷静な対応が可能となるからである。逆に適切な対応（精神療法）ができないと寛解過程は，それぞれの

期で滞り，それぞれの期に応じた慢性期像を導いてしまう危険がある。

● **臨界期と精神療法のポイント**
　▶ **臨界期における精神内界の特徴**
　臨界期とは，妄想世界から現実世界への転換がみられる時期であり，臨床的にはおよそ抗精神病薬の効果が現れ始めてきた時期に当たる。臨界期は周囲から捉えられにくいが[107]，患者さんがにわかに現実的な焦りを訴え，また抗精神病薬の副作用や自律神経症状が出現し，医師が彼らの身体管理の必要を感じたときが，ほぼこの時期に相当すると考えてよい。
　この時期を歩む人たちの内界を描いてみると，彼らは（妄想世界における）周囲から意味されるだけの自己様態から解放され始め，自分自身の自由度が増したように感じる一方で，発病前夜と同様，現実世界における焦りに駆り立てられる。この焦りは，先述の「アンテフェストゥム」の病理（p19参照）[78]の一側面と考えられ，彼らは将来を先取りして，一時もじっとしていられない。例えば「早く退院して大学受験（社会復帰）の準備をしなければ……」「早く薬を減らして社会に戻らなければ……」といったやみくもな訴えを発しやすい。

　▶ **臨界期における精神療法のポイント**
　この時期，主治医にとって肝要なことは，今が臨界期であることをきちんと認識し，早晩やってくる次の寛解前期に向けて休息の態勢に導く姿勢を崩さないことである。つまり患者さんが示す激しい焦りや身体愁訴に巻き込まれて，積極的なリハビリテーションを開始したり抗精神病薬の減量を急ぎ過ぎたりしないことである。とくにこの時期の実践的なリハビリテーションは，彼らにその遂行が不可能な現実のみを直面させ，いかなる自己像ももてぬまま，長期にわたり生々しい不安を持続させかねなくする（なかには長期間閉鎖病棟にとどまらざるを得なくする場合もある）。
　したがってこの時期の精神療法としては，「今が，焦りの時期」であること，「まもなく焦りがとれてくる」こと，「社会復帰に向けてのプログラムは，疲れがとれたあとで必ず行う」ことを繰り返し患者さんに伝える点に主眼が置かれよう。

● **寛解前期と精神療法のポイント**
　▶ **寛解前期における精神内界の特徴**
　寛解前期とは，臨界期にみられた自律神経系の不安定な状態が鎮静化し，副交感神経系が優位になる時期である[107]。臨床的には，患者さんが鎮静化され，そして自床に臥床しがちになる時期である。
　この時期に至った人たちの内界を描いてみると，彼らは妄想世界における闘いを脱し，同時に疲労を体感している。また彼らは，敗北感に苛まれてはいるが，他方で周囲からの侵襲が収まり，ふんわりとした感覚にも包まれてもいる（例えば「繭に包まれた」感覚[107]）。基本的には精神的エネルギー（エネルギーポテンシャル）[12]が低下し，活動量は少ないが，繭の中に身を置く限り現実感覚が戻り，時間の連続性も感じられるようになっている。しかし突発的な出来事に耐えられるだけの自己機能は回復して

おらず，ここでもしも現実的な諸課題(とくに対人関係の構築)を強要されたりすると，彼らはたちどころに不安を体験する。

この時期も後半になると，再び破瓜型統合失調症と妄想型統合失調症との相違がみられてくる。破瓜型統合失調症の人たちは，自己を表出しなければならない出来事を避けていようとするのに対し，妄想型の人たちでは，対人接近を増やしながら種々の事象を(全体的見地を無視して)強引に解釈しようとする[107]。

▶寛解前期における精神療法のポイント

したがって破瓜型の患者さんに対しては，自己を問われる場面を作らないこと，そして十分な休養を勧めること，さらにはエネルギーが蓄積すれば，自己をある程度問われる場面でもそれなりに対応できるようになると保障することが肝要である。妄想型の患者さんの場合は，今がエネルギーを蓄積する上で重要な時期であり，他者への接近がエネルギーの浪費を招く(発症前も同じように他者に接近して失敗したことを指摘する)と繰り返し説得することが有効と思われる。いずれにしても，(近代西欧型自己のような)自己の再建(確立)を目指した実践的なリハビリテーションをこの時期に始めると，彼らの保っていた「繭」を無理やり剥ぎ取り，彼らに適した自己の確立を妨げる危険がある。無為・自閉といった教科書的な慢性期像は，往々にしてこの時期の不適切な対応による。

なおこの時期の精神療法は，われわれが思う以上に患者さんの内奥に及び，彼らにとって「印象に残る」ものとなりうる。隔離室の中などで急性期をともに乗り越えてきた主治医との会話は，原則として彼らの「繭に包まれた」感覚を脅かすものではないのであろう。この時期，彼らはこれまでの辛かった体験を縷々語ることがあり，このような彼らの語りに対しては，傾聴に徹するのがよいようである。

● 寛解後期と精神療法のポイント
▶寛解後期における精神内界の特徴

寛解後期とは，寛解過程の最終段階ともいえ，患者さん本人が消耗感や集中困難の消褪を実感し，また本人も周囲の者もエネルギーの蓄積(活力)を感じられるようになる時期である[107]。この時期には，それまで自床に臥しがちであった彼らも，スタッフの挨拶に自然に応答し，デイルームなどで過ごし始め，また院内で行われているさまざまな活動に興味を示し始める。臨床的にはまさに，積極的なリハビリテーションを開始するときであり[44]，上述のような徴候こそが，リハビリテーションへのタイムリーな働きかけ[104]のための有用なサインとなる。

ここで重要なことは，彼らが発症前と同様に，現実世界での自己構築の問題に取り組まなければならなくなる点である。彼らの内界では，病前の失敗体験の記憶，発病による人生の遅れ，病気になったという負い目などが錯綜しており，彼らは不安と焦燥感に襲われかねない。そのような彼らがとりがちな行動は，発病前と同様の対処方法であり[108]，破瓜型の人たちであれば自己鍛錬など，妄想型の人たちであれば，対人関係の拡大やセミナーへの参加などが比較的みられやすい。

▶**寛解後期における精神療法のポイント**

先にも述べたように，彼らはどうしても近代西欧型自己に代表される確固とした自己イメージにとらわれ続ける傾向にある。しかし，とくに格子型人間である破瓜型の人たち(p20参照)にとっては，このような自己像は馴染まない。そこでわれわれがサポートする必要があるのは，格子型人間に適した自己像，生き方の推奨を行うことであろう。例えば最初から全体の統合を目指すのではなく，生活の場面ごとの自己感を作り上げていくといった方法がよいと思われる。

妄想型の人たちの場合は，対人距離のとれなさ，それによって確固とした自分の核を見失ってしまう点が問題となる(幾重にも重層化した自己像をなかなか描けない；註4，p23参照)。つまり放射型人間である彼らの自己構造を考えると，彼らは1点を中心に展開される自己像を求めやすいが，それが近代西欧型自己のように「いつも一定で，変わることのない，他人とは異なった」ものとして社会の中で安定した形にはなりにくい。そのような彼らに必要なことは，対象と適度な距離を保った生活である。したがって精神療法のポイントは，他者への接近が，余計に不安を喚起するという自覚を促す点に置かれる。またリハビリテーションの課題は，他者との距離のとり方を具体的に示すことにあり，そのためには特定の他者と接する時間，頻度などを細かく指示していく必要があると思われる。

第2節 統合失調症の慢性期──認知の障害と精神療法

1 統合失調症の慢性期をどのように理解するか

● **統合失調症の慢性期と精神療法**

前章では，急性期およびその寛解過程の幻覚・妄想，および精神運動興奮の精神病理の理解と，精神療法のポイントを紹介した。しかし統合失調症でも慢性期に関しては，いまだ体系的な精神病理も治療論も少ないのが現実である。たしかに近年では，非定型抗精神病薬の開発や精神科リハビリテーションの発展で，慢性期患者の治療は飛躍的に進んだかのようにみえるが，残念ながら慢性期を生きる人たちの「こころの理解」は棚上げにされたままなのである。

精神科医であれば，このような慢性期の統合失調症患者さんに接する機会は少なくないであろう。とくに単科精神科病院に勤務すれば，このような人たちに数多く出会う。そこでは，慢性期の統合失調症患者さんがどのような世界に住み，どのような精神療法やサポートを必要としているのかが問われる。

● **統合失調症の慢性期とはいかなる病態なのか**

そこでまず確認しておかなければならないのが，統合失調症の慢性期とはいかなる病態なのかということである。先に述べたように統合失調症とは，「自己の成立不全」(イメージで示せば「自己の重層化不全」ともいえる)を来たす疾患であった[44, 66, 79, 155]

(図3, p21参照)。そしてその際の自己とは，常に1つの存在で(単一性の意識)，常に変わることがなく(同一性の意識)，常に他者と明確に区別され(外界や他者からの隔絶性の意識)，常にこの自分が行動する(能動性の意識)といった特徴をもったものであり[68]，またイメージ化すれば，1点を中心に規則正しい方向と距離をもった(放射＋同心円状)構造[69]として描かれる近代西欧型自己のような自己像であった。

　ここで述べておかなければいけないのが，近代西欧型自己のような確固とした自己の成立と維持には，常に統合作用が必要であり，そのための(かなりの)エネルギーを要することである。この種のエネルギーに関しては先達も想定しており，例えばJanet, P.[67]はこれを精神エネルギーとよび，Conrad, K.[12]はエネルギーポテンシャルという概念で捉えた。本邦でも吉松[158]は，これを「精神的エネルギー」と呼び，そこに3つの側面を想定した。つまり①人間の精神活動が必要としている「自己の統一性」へ向けてのエネルギー(統合のための基礎的エネルギー)の側面，②内外の刺激を自己保存の法則に従って選択的に取り入れつつ，それらを意味ある像に構成していくためのエネルギーの側面，そして③時間経過の中で諸体験を重層化させ，その中で一貫した「自分」という意識をもつためのエネルギーの側面である。

　実は統合失調症の人たちは，寛解後であっても(近代西欧型自己のような)確固たる自己の成立を求めてやまない傾向をもつ[50]。そのため，その成立に向けて精神的エネルギー(エネルギーポテンシャル)を費やす傾向がある(その姿勢が寛解後であっても妄想世界を展開させやすくしている)。しかしこのようなエネルギーは無尽蔵ではない。慢性期とは，精神的エネルギー(エネルギーポテンシャル)が(半永久的に)減弱してしまった状態を意味するものと思われる(妄想世界が残存していても，半ばそれに馴染んでおり，病的体験それ自体の異質性も減じている[106])。

● 統合失調症の慢性期と陰性症状をめぐって

　さて，このような慢性期の統合失調症患者の病態は，2つの側面から捉えられる。1つは，(近代西欧型のような確固たる)自己機能の喪失という側面である。これは社会の中では，当然もっていると期待される能力の障害を意味し，精神医学では陰性症状として顕在化する病理である[50]。

　もう1つの側面は，精神的エネルギー(エネルギーポテンシャル)の低下により，彼らがもともともっている「こころの構造」およびそれに基づいた「こころの機能」が，そのまま出現しやすくなる可能性である。つまり，破瓜型の患者さんの場合は格子状の自己構造，妄想型の場合は放射状の自己構造である[50](p20～23参照)。すなわち慢性期になると，破瓜型の人たちには格子状の自己構造が露呈し，彼らは格子型人間のかなり純粋な特徴を生きる。これは近代西欧型自己を基準にみると，期待される機能を欠いた人物像に映る(すなわち陰性症状優位)だけでなく，健常者からは了解困難な認知特性をもつようにみえ，それが精神症状や精神行動特性(後述)として顕在化することになる。一方で妄想型の慢性期では，基本的には放射状の自己が露呈し，他者への共感志向(エンパサイジングの動因)はみられるものの他者との適切な距離はとれず，病勢は収まりにくい。

以下に，格子型人間の特徴がみられた慢性期破瓜型統合失調症の症例と，放射型人間の純粋な特徴がみられた慢性期妄想型統合失調症の症例を提示する。

> **症例　H氏　52歳　男性　公務員**（文献44より改変して引用）
>
> H氏は市役所に勤務している男性である。彼は大学卒業後，職場で被害関係妄想をもち，3か月間，精神科病棟で入院治療を受けた。現在の彼には，病的な体験は目立たないが，ささいなストレス下で周囲に対する被害感，被注察感が顕在化されやすい状態にある。
>
> 職場におけるH氏は，周囲から庇護されながら，毎日同じ内容の仕事（書類棚の整理を1人で行う任務）を，同じ手順で淡々と行っている。職場での彼の表情は非常に硬く，また繊細な印象がもたれる。しかし公務員としてそこそこの勤務はこなせ，多少の人格水準の低下は感じられるものの，遅刻や欠勤もない。
>
> さて，数年前までの彼の職場における大きな苦痛は，「昼休みになると不安で，緊張が高まる」ことにあった。彼によれば「自分のよりどころがなくなり，他人の目が気になって，いてもたってもいられなくなる」という。そのため主治医が彼に，昼休みになったら散歩をし，かつ1人で飲食店に入って昼食をとることを提案すると，以後彼は，「昼休みは外食・散歩タイム」と位置づけ，毎日12時になると判で押したように決まった店に出かけ，決まったコースを散歩して，13時5分前に職場に戻ってくるようになった。彼は，たとえ職場が多少忙しい時期でも，このスケジュールを変更することはない。

この事例には，慢性期の破瓜型統合失調症患者の人となりをみることができよう。生活全般が規格化され，周囲の状況に合わせて臨機応変に生活スタイルを変更することができない。一方で与えられた仕事は，自身の規則に従って正確に行う。彼の生き方は高機能ASD者のそれをも彷彿とさせ，まさに格子型の自己の機能様態をみることができるが，全体的に精神的エネルギー（エネルギーポテンシャル）は低下している。

> **症例　F子　47歳　女性　福祉就労**
>
> F子は47歳の女性である。彼女は大学受験を前にして幻覚妄想状態となり，以後今日まで4回の精神科病院への入院歴をもつ。発症時の彼女は，まず当時通っていた予備校で，「誰かから自分の荷物の中身をチェックされる」という内容の被害妄想，その後は予備校の男性教員への恋愛妄想と，「それを妬む周囲の女性たちから大学受験を阻止される」という被害妄想とが渾然一体となった状態へと至った。結局彼女は大学入試を諦め，以後もこのときの妄想が，ささいな契機で再現され，再入院に至っているのである。

> 寛解時のF子は，妄想世界における被害的な体験などまるでなかったかのような生活を送っている。現在彼女は就労移行支援施設に通っており，感情は豊かで，支援施設内における人間関係も活発である。しかし児戯的な印象は拭えず，また一方的に他者に接近しては，諍いを起こすことが稀でない（一方的な「おせっかい」などが多い）。また異性との刹那的な交際も目立ち，彼女の一方的な恋愛感情によって男性からのクレームもみられる。このような対人接近は，その都度（被害妄想の）再燃の危機を招いてもいる。

　この事例は，慢性期の妄想型統合失調症の女性患者に認められやすい人物像をもっているといえよう。彼女の自己−世界は，その多くが自身による「一方的な解釈」によって成立し，そこには客観的な判断が入りにくい。結局彼女の社会生活は，その都度の「確信」をもとに展開しており，そこに一貫性（自己の一貫性）はみられにくい〔一貫性を支えるための精神的エネルギー（エネルギーポテンシャル）が低下し，これが児戯的な印象を醸し出す要因ともいえる〕。

2 統合失調症の慢性期と精神療法の基本

● 慢性期統合失調症患者の特徴を理解する

　統合失調症の慢性期にある人たちは，現在では社会の中で生活しているか，社会復帰のための施設ないしは病院内で社会復帰に向けてのリハビリテーションを受けていることが多い。上述のように彼らの場合，多かれ少なかれ精神的エネルギー（エネルギーポテンシャル）が低下し，それゆえに彼らの精神世界は，格子型人間ないし放射型人間の特徴をかなり純粋に反映しやすくなっている。したがって彼らの多くは，（確固とした自己の成立と維持を当然のこととして期待する）健常者からみると，その認知，行動様式が特異なものに映りかねない。このことは，第1章で述べた，社会の中で生活する高機能ASD者と同様の事情をもつ。したがってわれわれは，高機能ASD者同様，慢性期の統合失調症の人たちの精神行動特性を把握しておく必要があろう。

● 慢性期統合失調症患者の具体的な精神行動特性

　表2に，主に慢性期にみられる統合失調症患者の具体的な精神行動特性を整理した。これは以前に筆者が別の著書[44,50]で詳細に記述したものを，簡潔にまとめたものである。これらの項目のほとんどは，上述の通り，近代西欧型自己のような確固とした自己を標準にすると，機能の低下ないし欠如として理解できるものである。しかもこれらの特徴は，限られた精神的エネルギー（エネルギーポテンシャル）の中では，なかなか乗り越えがたいものであることを，治療者は知っておく必要があると思う。
　しかしそれでも彼らは，社会の中で生活しようとする際，このような特徴に対してさまざまな対処を試みる。ここで顕在化しやすいのが，格子型人間，放射型人間のそ

表2 慢性期統合失調症患者の精神行動特性とその特徴

① 基底症状（Huber, G.[57]）		普通のことが当たり前にできず，疲れやすく，集中力や忍耐力が低下し，根気が出ないといった特徴。他者に対する情緒的な共感性も低下する。当事者自身，この特徴に気づいていることが少なくない。
② 「経験」化不全		その都度体験したことが，自分自身の経験になりにくいという特徴。したがって，健常者であれば当然のごとく積み重なる過去の経験が生かされず，その都度1から覚え直さなければならない。
③ 時間の連続性のなさ		個々の体験に時間的なつながりがもてないこと。したがって言動に首尾一貫性や計画性がなくなる。時間の連続性のなさが顕著になると，「今のみを生きる」傾向がみられてくる[99]。
④ 連合弛緩（Bleuler, E.[11]）		思考が自分の中で体系化できないこと。その結果周囲の者にとっては，本人が何を言っているのかよく理解できないことが少なくない。
⑤ 両価性（Bleuler, E.[11]）		感情や行動を自分の中で統一できず，相対する観念や感情が併存してしまうこと。対人関係では，一方的な攻撃性と過度の依存の併存などがみられ，とくに家族はその対応に戸惑うことが少なくない。
⑥ 嘘のつけなさ（土居[14]）		自己の統合ができず，そのため「オモテ」の部分と「ウラ」の部分とを作って生きることができないこと。したがって嘘をうまくついたり，秘密をもったりすることができない（このような人たちの姿は純粋無垢に映るが，「ウラ」をもてない直接的な彼らの言動が，周囲を戸惑わせることも少なくない）。
⑦ 融通性のなさ		周囲の状況を，その都度，自分にとってどのような意味をもっているのかを把握できず，したがってその場に応じた臨機応変な言動ができないこと。
⑧ 同時遂行不全		2つのことを同時にできないこと。したがって同時に複数の課題を抱えると，極度の困惑を呈しやすい。
⑨ 悉無傾向（吉松[155]）		周囲の状況を適切に把握できず，そのため仕事などを行う際，それを徹底的に行うか，まったく行わないかの両極端な姿勢となってしまうこと。
⑩ 休めなさ（湯浅[159]）		決まった仕事や作業に携わっていないと，自己の成立の危機に直面して不安になってしまうこと。彼らの中には，休み時間になると不安が露呈する人もいる。
⑪ 横並び回避と格づけ志向		対人的な自己の位置づけができず，「他人との諍い」をいやがること。一方で妄想世界に象徴されるように，彼らの場合，「独りでの闘い」には親和性をもつこと。
⑫ 自己譲渡（小山内[117]）		自己の成立不全があるために，対人場面において，とりあえず自己の全存在を他者へあけわたすことでその場を切り抜けようとすること。
⑬ 迷いやすさ		自己の成立不全があるために，その都度行動の決定ができず，したがって複数の選択肢がある場合には，どちらにすればよいのか決められず，自己の危機を招くこと。
⑭ 瀬戸際の拒絶		⑬による迷いが存在するため，いったん選択した事柄でも遂行の決断を下せず，瀬戸際になって断ったりすること。周囲には了解不能の行動と映ることが多い。
⑮ 幻想的自我同一性（吉松[157]）		現実よりも，淡い幻想世界で生き続ける姿勢。
⑯ 超正常者像（中井[108, 110]）		健常者を完全無欠の人間，つまり超正常者と錯覚し，過度な自己鍛錬を行う傾向。彼らが抱く超正常者像は，現在の自身のイメージとあまりにかけ離れているため，彼らの社会復帰を妨げる危険をもつ。
⑰ 巧みな少数者（中井[110]）		限られた場面でマイナーな生き方を，人知れず行うこと。社会適応の比較的進み始めた，破瓜型の人たちにみられやすい。

（広沢正孝：統合失調症を理解する―彼らの生きる世界と精神科リハビリテーション．pp88-150, 医学書院, 2006, 広沢正孝：「こころの構造」からみた精神病理―広汎性発達障害と統合失調症をめぐって．pp110-113, 岩崎学術出版社, 2013. より改変して引用）

れぞれがもっている特徴である。とくに「⑦ 融通性のなさ」「⑰ 巧みな少数者」といった特徴は，格子型人間である破瓜型の人たちにみられやすいであろうし，「⑮ 幻想的自我同一性」は（破瓜型の人たち以上に）放射型人間である妄想型の人たちにもたれやすいと思われる。これらの特徴もまた，ともすると健常者には特異なものに映りやすいが，そこには彼ら独自の対処方法が現れていることを，やはり治療者は知っておく必要があろう。

● **慢性期破瓜型統合失調症の精神療法のポイント**

　格子型人間の特徴をかなり純粋に反映している慢性期の破瓜型患者の精神療法のポイントは，以下のようになろう。

▶**①格子状イメージで彼らのこころを捉える**

　まず1つ目は，彼らのこころの理解にあたって，われわれ自身が（近代西欧型自己のような構造ではなく）格子のイメージを描くことである。つまり個々の患者において，格子のどの枠にどのような世界が入っており，どの枠とどの枠との関連が深いかといった俯瞰図のようなものを描くと，その人物像を捉えやすくなる。

　例えば慢性期の破瓜型の患者には，常にわれわれに（一方的に）同じ内容の話をしたり，突然その内容からは関連の乏しい別の話題を語り始めたりする人がいる。このような彼らの特徴は「連合弛緩」という精神症状で説明が可能であるが，しかしそれだけでは彼らの理解は「了解不能」の域を出ない。さらにわれわれが「了解不能」という括り方をすると，彼らに年余にわたる同じ陳述の（機械的な）繰り返しをもたらし，情緒を伴った両方向性の会話の展開する可能性を奪いかねない。もしここでわれわれが上述の俯瞰図を描けば，彼らの内界がみえやすくなり，それによって双方向性の会話も成立しうるし，またそれを通して彼らの情緒を回復させ，さらには彼らのこころの統合を促進させることも期待できるようになろう（それに伴って，会話にも「乗りの感覚」がみられるようになることが多い）。

症例　C氏　56歳　男性　長期入院患者

C氏の概要

　C氏は地方の精神科病院に，約10年間入院中の男性である。彼は22歳時に幻覚妄想状態で発症し，その後3回の入院治療をはさんで，現在の入院は4回目になる。彼は若い頃に都会で鉄道会社や運輸会社に数年ずつ勤務した経験をもっていたが，入院によってその都度，退職を余儀なくされ，現在では弟から経済的な援助を受けている。

　以下は，筆者が彼に初めて会った際の面接記録である。なお前医からの申し送りによると，「C氏は全体的に人格水準が低下し，連合弛緩が目立つ。人はよいが意思の疎通が困難で，社会復帰は困難である」とのことであった。

C氏との初回面接

「新たに赴任したHです」「僕の担当になるの？」
「そうです。よろしくお願いします」「どこから来たの？」
「東京の大学病院です」「○○商店で，コーラ買ったんだよ。出かける前に」
「どこに出かける前？」「仕事。△△電鉄」
「いつ頃のこと？」「…？　▽▽駅のさ，脇のコンビニでさあ，先生知ってる？」
「知らないなあ。東京も広いからね」「そうだね。コーラうまいねえ」
「今も飲んでいるの？」「うん。○○商店でこれやっちゃって（万引きらしい）。やっちゃえ，やっちゃえって聞こえたんだよなあ」
「そうなんだ」「先生聞こえる？」
「私には聞こえない」「そう。聞こえたら大変だよね。仕事辞めさせられちゃうもんね。××さんて知ってる？」
「どこの××さん？」「□□運輸の××さん。世話になったんだよ。退院したらまた来ていいよって，言ってた。そこに行きたいんだよね。先生から大丈夫だって言ってくれないかなあ」

初回面接時のC氏の印象

　C氏は，申し送りにもあったように連合弛緩が目立ち，筆者には彼の伝えようとしたことは理解が難しかった。彼の語りには現在と過去とが入り乱れ，しかも唐突に○○商店，▽▽駅，××さんといった，筆者の知らない固有名詞がいくつか認められた。しかし彼の語りからは，彼の内界の確かな存在感は感じ取られた。とくに「□□運輸の××さんに，（C氏が退院して働いても）大丈夫という医師の見解を伝えて欲しい」という彼の言葉は，彼の切実な希望の吐露でもあり，いささか唐突ではあるものの，筆者の胸に響いてくるものがあった。

C氏がもつ自己−世界感の理解に向けて

　その後もC氏とは，1週間に2回程度の，面接（1回10〜15分程度）を繰り返した。会話の内容は，常に初回時と同じで，いつしか筆者もまた，○○商店，▽▽駅，××さんといった固有名詞をC氏と共有するようになっていた。またこれらの固有名詞に話の焦点を合わせると，そのそれぞれから，彼の体験世界が（内容はそれほど豊かではないが）開かれることがわかってきた。
　例えば○○商店は，△△電鉄に勤務していたころ暮らしていたアパートの近所の商店で，そこでは店主や常客との会話が交わされ，ささやかな社交世界が存在していたこと，万引きを行ったのは，実際には彼が勤務していた△△電鉄の▽▽駅近くのコンビニであり，その当時の彼は△△電鉄の鉄道マンとして誇りをもって生活していたこと，しかし万引きで退職に追い込まれ，これが発病の契機になったという辛い体験があったこと，□□運輸とは1回目の退院後に勤務した小規模な運送会社（叔父の紹介で勤務したらしい）で，××さんとはそこの社長であり，当時の彼はそこで束の間の安寧感を覚えたらしいこと，また「将来は社長の娘と結婚して自分がその会社を継ぐ」という幻想を抱き，現在でも彼にはその幻想が持続していることが明らかになってきた。

さらに彼の精神内界では，安寧感を基底に，〇〇商店の世界と□□運輸の世界とが相互につながりやすいこともわかってきた。一方，彼には時に被害感が増大することがあるが，その際には発病の契機となった万引き体験と△△電鉄への執着が語られることも判明してきた。

以上の結果から，C氏の世界は，**図4**のようににまとめることができた（なお，この図には本文では触れられていない事柄も記載してある）。

C氏の精神療法

主治医の中に，**図4**が描かれると，C氏の会話が次にどの世界に移動し，そこではどのような話題が展開しやすいかが，あらかじめみえてくる。筆者とC氏の会話は，筆者のこの対応によって，半年後には比較的スムーズに持続できるようになってきた。同時にそれまで一方的に発するのみであったC氏の語りが，両方向性のものとなり，語りそのものの中に「乗りの感覚」や「情緒」が伴うようにもなってきた。少なくとも筆者には，連合弛緩という症状は以前ほど捉えられなくなった。

▶②極端な統合機能を要求しない

2つ目のポイントは，彼らに対して近代西欧型自己をモデルとした，極端な統合機能を要求しないことであろう。彼らの多くには，それを構築しようとする精神的エネルギー（エネルギーポテンシャル）が低下している。そのことを軽視すれば，われわれは彼らを窮地に追い込みかねない。彼らにみられやすい「自閉（物理的自閉）」は，まさにそのような彼らがとる防衛機制の産物ともいえよう。われわれが再構築を目指す彼らの自己とは，最終的に格子型人間のそれが妥当であることを，認識しておく必要があろう。

▶③内容の比較的豊かな枠の活性化を試みる

3つ目のポイントは，比較的豊かな内容の存在している枠の活性化を行うことである。

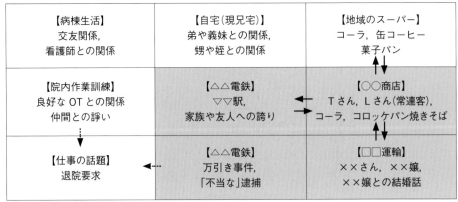

図4 C氏の自己-世界構造
（グレーは過去の世界，白は現在の世界，実線の矢印は安寧感を基底にしたもの，破線の矢印は被害感を基底にしたもの）

格子型の自己−世界像を目指すにしても，まずは彼らがもっている個々の枠の存在を，双方で確認し合い，彼らが（発病前に）豊かに育んできた枠を大切にしていく。その活性化が彼らの生き甲斐の回復に重要な位置を占めることが多いからである。精神行動特性の中にある「巧みな少数者」は，まさにこの枠の活性化に自ら気づいた人の姿と思われる。

症例 ▶ K氏　26歳　男性　会社員（文献44より引用）

K氏の概要

K氏は20歳時に統合失調症（破瓜型）に罹患した患者で，J2リーグの隠れファンである。現在の彼は若干の人格水準の低下を認めながらも，会社員として勤務している。欠勤もなく，仕事ぶりは几帳面であり，会社側からも比較的高い評価を受けている。外来へは勤務の都合上，母親が来ることが多いが，母親によれば，彼は「疲れやすさ」を訴えながらも，「休日には必ずどこかへ出かけている」という（母親には行き先を告げていない）。母親は，受診のたびに「疲れやすいのに出かけてばかりいて心配。どこに出かけているのか本人から聞き出してください」と主治医に要求していた。

K氏との面接は3回に1回程度であったが，あるとき彼が気持ちばかりの土産を主治医に持参したことから，彼がJ2リーグの試合を見にその地を訪ねたことがわかった。彼はJ2リーグのあるチームの隠れファンであり，ファン仲間も数名いるとのことであった。まさにK氏は，中井[110]が指摘した「巧みな少数者」を生きていたのである。

K氏の精神療法

J2リーグの話題をめぐって，まず主治医は，このことを彼の母親には「秘密」にしておくことを約束した。なぜなら母親は，彼の「秘密」をすべて知らないと不安な面をもち，おそらく彼に対して，J2リーグの世界を根掘り葉掘り聞き出そうとする懸念があったからである。これは彼自身のささやかな「秘密の世界」の存続を危機にさらす危険があったといえる。筆者には，この約束をK氏にもちかけたときの，彼の表情のほころびが印象的であった。

実は，このときまでのK氏の外来精神療法は，そのほとんどが会社での勤務内容と，その際に生じうる不安や疲労で占められており，その際の彼との会話は事実の羅列に終わりがちで，情緒的な深まりは得られなかったのである。一方，その後の彼との会話では，J2リーグの話題が1つ加わっただけにとどまらず，彼の方から積極的に語る姿勢がみられ始めた。確かに話題（J2リーグという枠）に関しては，K氏は豊富な知識をもっていた。

以後筆者は彼との面接で，積極的にJ2リーグの話題を活用した。その結果，会話全般に「乗りの感覚」が認められるようになり，面接を通して彼の情緒もかなり回復してきたように思えた。

▶④無理な「矯正」はしない

4つ目のポイントは，現実に適合しない内容の枠があったとしても，無理な「矯正」を試みないことである。慢性期の破瓜型患者さんには，しばしば現実の論理と照合すると，明らかに「誤った」言動（ときに妄想の残遺とも呼べるもの）がみられる。しかし彼らの格子型自己構造を考慮すると，それは一部の枠内の事象であり，全体にそれほどの影響を及ぼしていないことが多い。治療者は，このような枠の内容に過度にとらわれないことが重要といえよう。

症例　S氏　55歳　男性　会社員（文献44より一部引用）

S氏の概要

S氏は大学4年時に，「警察が僕の行動を見張っている」「大学中に僕の噂が広まっている」などの被害関係妄想をもち，H病院精神科を受診し，統合失調症の診断を受けた男性患者である。以後S氏は，数回の入院治療を経て，34歳時からは約20年間外来治療を受けている。彼の通院は規則的で，現在ではいわゆる陽性症状も，一部の妄想を除いてほとんど消失しているが，精神的エネルギー（エネルギーポテンシャル）が低下している印象は否めない。S氏の日常生活は主治医からみれば質素なものであるが，「趣味ともいえる」世界を複数もっており，川柳を作ったり，週に3回ほど近所の喫茶店でコーヒーを飲んだり，好きな書物（哲学関係や思想関係）を購入するために馴染みの古本屋に行ったりすることを日課としている。

S氏の妄想世界

このようなS氏の日常であるが，上述のように彼に妄想世界が残存していることは確かである。その内容は，発症時の人間関係にまつわるものであり，とくに「警察から疑いの目をもたれている」という被害的内容は，しばしば時を越えて顕在化してくる。そのようなときには，彼は筆者に，「あらぬ疑いをかけられて心外である」と多少強い口調で訴えかけてきたりもする。しかしその世界（被害妄想の世界）は，彼がもっている他の世界（川柳や喫茶店，古本屋の世界など）を侵襲することはない。それはいくつか存在している彼の世界（枠）の中で孤立しており，他との相互の交通は認められないのである。傍から見ていると，彼においては現実世界と（半ば形骸化した）妄想世界が併存している印象がもたれる。

S氏の精神療法

筆者はS氏の妄想に関しては，コメントをはさまずに，淡々と聞く姿勢に徹している。そして一通り彼の話を聞いたあとには，「それはSさんには心外ですね」と一言だけ述べて，話題を転じることにしている。例えば，「ところで，前回の診察の続きですが，この前みつけた古本はどうでしたか？」などと続ける。当初S氏には，このような筆者による話題の転換はいささか唐突に感じられたようではあるが，彼にそれほどの戸惑いはなかった。しかもS氏との外来を重ねるたびに，話題の転換による戸惑いはさらに減少し，彼は筆者の話題の転換に身を任せてい

るようにすら思えてきた。

　慢性期破瓜型統合失調症患者の彼には，いわゆる健常な格子型人間であれば存在するはずの自己全体の統合志向性が，〔精神的エネルギー（エネルギーポテンシャル）の低下とともに〕減少しているものと思われる。S氏の外来治療に携わっていると，S氏はその統合自体を筆者に託し始めているようにすら感じられた（これが「退行」という印象を周囲に与えるのかもしれない）。たしかに筆者による妄想世界からの話題の転換と，「趣味ともいえる」世界の重視は，そのような彼の姿勢を増長しかねない。一方で，彼の精神内界における妄想世界の優位性を減じさせ，比較的無害なものに変容させたことも確かと思えるのである。すなわち治療者が，妄想世界に過度にとらわれないことが，患者の生活に安寧感を与え，病状の安定化に導きうるのである。

　以上からわかることは，慢性期の破瓜型統合失調症の人たちに臨む主治医は，まさに彼らのパネラーを代行しうることである（註5）。それは彼らの自己全体を可能な限り俯瞰しようとする視点をもつことによって可能になる。これが俯瞰できたとき，患者さんは主治医に対する信頼を増し，残されている自己のパネラー機能を主治医に保障してもらいながら，社会生活を営み始められると思われる（補足）。

註5　かなり純粋な格子型の自己構造という点では，破瓜型統合失調症の慢性期の人たちと，高機能 ASD 者の自己-世界像は類似している。したがって両者とも，社会への適応にはパネラー的視点が必要となる（p8 参照）。一方で破瓜型の慢性期では，精神的エネルギー（エネルギーポテンシャル）の低下がみられ，パネラー的視点で全体を統合することが困難であるのに対し，生活史を通して ASD 型自己を形成し続けてきた高機能 ASD 者では，原則としてその低下は存在しない。したがって自らパネラー的視点を動員することが可能な場合が多い。

　補足　このような保障行為は，彼らに自身のパネラー的視点を主治医に預けてしまう危険をもたらす。その際に主治医は，彼らにどの程度のパネラー的視点を維持する精神的エネルギー（エネルギーポテンシャル）が存在しているかを見極める必要がある。もしそのエネルギーが不十分であるなら，患者なりの生活スタイルが確立するまで，保障作業は致し方ないであろう。ただし気をつけなければならない点は，転勤などにより主治医の交代が予想される場合である。その際には，複数の保障者を揃えておく必要がある（看護師，精神保健福祉士，臨床心理士，作業療法士が候補になる）。またそのためにも，患者の自己構造の特性を理解し合えるよう，常にスタッフ間のコミュニケーションが重要となる。

● **慢性期妄想型統合失調症の精神療法のポイント**
　放射型人間の特徴をかなり純粋に反映している慢性期の妄想型患者の精神療法のポ

イントは，以下のようになろう。

まず1つ目は，彼らに対しても極端な近代西欧型自己機能を要求し過ぎないことであろう。彼らもまた，近代西欧型自己を求めるには精神的エネルギー（エネルギーポテンシャル）が低下しているからである。たしかに彼らの放射状のこころの構造は，破瓜型よりは近代西欧型自己と共通性をもつ。そのような彼らは，慢性期に至っても人間関係の中に入り込み，そこで確固たる自己構造の築けなさに直面しやすい。したがって彼らの状態は，慢性期においても不安定なことが少なくない。ここで最も重要なのが，対象と適度な距離をとること，つまり適度な心的距離をもった人間関係を保てるように精神療法を行うとともに，環境を調整することである（グループホームなどの施設の中には，それほど重層化されていない自己でも生活できる時空間が存在することがある）。

2つ目のポイントは，彼らが本来的にもっている「純粋な共感性」に一定の敬意を払う姿勢である。彼らは基本的に自己の成立不全に対して，幾多の自信喪失を体験してきている。しかし彼らが生来的にもっている共感を求める姿勢は，社会適応的な面をもつことはいうまでもない。精神療法の場面では，彼らの「純粋な共感性」を過度に褒める必要はないが，少なくとも治療者がそれに対して敬意をもって接すると，彼らは安心感をもてるであろう。

3 慢性期統合失調症患者の臨床で出会いやすい場面と精神療法のポイント

慢性期の統合失調症というと，ほとんど病像に変化がなく，精神療法も日々変わらぬものとなりがちである。しかし彼らもまた健常者と同じく，社会の中で生きているのである。たとえそれが病棟の中であっても，さまざまな変化が生じうることをわれわれは忘れてはならない。以下に慢性期の統合失調症の患者さんが遭遇しやすい状況を，いくつか挙げておく。

● 慢性期統合失調症患者の治療を前医から引き継ぐときの精神療法のポイント
▶ 外来での引き継ぎ

慢性期統合失調症ともなると，患者さんの治療経過は長く，その間に外来主治医が変更となることもしばしばある。そのような彼らを引き継ぐときに重要なことは，客観的なエビデンスベースの思考に固執し過ぎない点である。なぜなら彼らの症状や疾患に対する姿勢は，前医との「人間関係」や疾病の「共体験」[112]によりしばしば修飾されているからである。それはとくに，彼らの疾患（統合失調症）の受け止め方に影響を与え，それがエビデンスベースの精神医学の理論から外れたものとなっていることも少なくない。服薬している薬物に関しても同様であり，しばしば彼らは服用に対して独特な意味を与えている。やはりわれわれにとって肝要なことは，エビデンスを盾に疾病の受け止め方や服薬の意味を，無理やり訂正しようとしないことであろう。まずは前医との「共体験」を尊重する姿勢が，患者さんに安心感を与え，その後の精神療法

の発展につながると思われる。

▶入院病棟での引き継ぎ

慢性期患者さんの中でも，長期入院の人たちの場合には，さらなる引き継ぎのポイントがあると思われる。なぜなら日本の精神科病院の場合，長期間入院している患者さんと，長年その病院に勤務しているベテラン職員との関係は深く，病棟では医療の枠を超えた独特な時空間が展開していることが多いからである。したがって，とくに医師が新たにその病院に赴任する際には，医療的には医師であるが，コミュニティでは「新参者」であり，医師はこの両面で，患者さんと職員から信頼を得る必要に迫られる[49]。

いずれにしてもわれわれは，まずはこれまでの患者さんの治療の流れと，病院のもつ治療文化を慎重に見極める必要があるといえよう。

● 長期入院患者を退院に導くときの精神療法のポイント

長期入院の慢性期統合失調症の患者さんの退院は，現在のわが国の精神科医療の最重要課題の1つである。しかしやみくもな退院促進は，彼らに弊害をもたらしかねない。とくにわれわれ医療者は，「入院継続＝不幸ないし悪しき医療」；「退院と社会生活＝幸福ないし善き医療」というシンプルな観念にとらわれないことが重要なのであろう。ここでも統合失調症とともに生きている人たちの「こころ」を踏まえた精神療法的視点が必須であると筆者は思う。

▶終の棲家を考える

まず注目しなければならない点は，対象者の年齢である。現在，本邦の長期入院中の患者さんの多くは，中年期以降に達している。50歳を超えれば，彼らへの精神療法は，（今後の）老年期の課題と，終の棲家の問題を念頭において実施する必要が生じる。残念ながら「高齢の統合失調症患者の精神病理」は，これまでほとんど論じられておらず，退院を目指す彼らが抱える不安の質（特異性）が議論されることも少なかった。

▶日本人の故郷性と統合失調症患者の故郷性

筆者の経験では，高齢の域に達した彼らの不安の質は，自身の「居場所」の捉え方と深く結び付いている。以前に筆者は，統合失調症患者の長期経過における妄想主題の変遷から，およそ50歳を境に，彼らの人生の主題が「出立[73]」から「故郷回帰」に変化する傾向があることを考察した[34]。ライフサイクルと老化の視点に立てば，50歳という年齢は，一般の日本人の人生においては，そろそろ老後の生き方を考え，最終的な居場所ないし「帰る場所」を確認し，その場所を確保する年齢である。ちなみに筆者は，この「帰る場所」（つまり心理的な故郷）をめぐり，生まれ育った故郷を「第1の故郷」，最終的な居場所を「第2の故郷」と呼んだ[34]。そして「第2の故郷」は，実際にはさまざまな葛藤が存在する場で，安寧感の確実に得られる居場所とはいえないこと，それゆえに多くの人の内界には「諦め」と，生まれ育った「第1の故郷」への郷愁が生じ（「第1の故郷」とは，心理的にはあくまでも過去の思い出の中に存在するものである），また故郷の畢竟としての「あの世」の観念が導かれることを論じた[34,42]。これが一般の日本人の故郷性といえるものと思われる。

一方，統合失調症の人たちの場合，どうも故郷性が健常者と異なり，彼らは心理的に「無条件でいてよい居場所」への回帰を現実世界の中に求め続けるようなのである。しかし実際にはそのような場所は，「この世」には存在しえず，したがってそれは「第3の故郷」ともいえる幻想に姿を変える（そのような「帰る場所を妨害される」という主題の妄想を形成する場合もある）。これが統合失調症患者さん特有の故郷性といえよう。

▶退院に向けての精神療法のポイント

　ここから推察されることは，彼らの現実の「終の棲家」は，なるべく「無条件に近い」居場所，例えば長年過ごした病院の近くで，スタッフの（ある程度の）庇護を受けながら生活できる住居が理想なのではないかということである。少なくとも彼らのもつ「故郷性」を理解し，それを踏まえた居場所をともに模索する姿勢が，高齢に達した長期入院患者の精神療法においては重要になると思われる（註6，補足）。

註6 第1の故郷への退院とその落とし穴：高齢を迎えた長期入院患者さんの中にも，兄弟をはじめとする家族のもと（形態的には「第1の故郷」）に退院する場合がある。その際われわれは，彼らにそこが「第3の故郷」，つまり「無条件でいてよい居場所」になるという幻想を抱かせないことが重要である。とりわけ彼らが遠く離れた郷里へ帰る場合に注意が必要となる。往々にして本人は郷里に，「第3の故郷」のイメージを重ね（本来は子ども時代の思い出の中にある「第1の故郷」がまだ現実に残っていると幻想し），われわれもまたその幻想を共有しかねない。しかし実際に郷里に帰った彼らは，まもなくそこが「無条件でいてよい居場所」でないことに気づく（その多くは，世代変わりした同胞一家の家庭なのである）。そのときすでに患者さんは，長年過ごした病院から遠く離れ，孤立無援の感覚に圧倒され，病状の悪化や自殺を招きかねないのである[44]。

補足 退院先と介護施設

　現在，高齢の長期入院患者さんの転院先として，介護施設が候補の1つとなっている。また地域で生活してきた高齢の統合失調症の人たちが介護施設に入所することもある。施設で彼らは，長く健常者〔多くは認知症（神経認知障害群）を発症した人たち〕とともに介護を受けることになる。しかし介護施設のスタッフは，一般の認知症に対する介護経験は豊富であったとしても，統合失調症に対する経験は少ないことが多い。このような退院形態や入所形態は，一見彼らの「故郷性」と相容れないものにみえる。しかし筆者の経験では，施設における彼らの適応は意外とよい。

　長期入院例ではないが，筆者がかつて提示した妄想型統合失調症の女性[46]（Kさん）は，介護施設と「故郷性」にまつわる問題を考える上で参考になる（症例）。

> **症例** K さん　72歳　女性　元家政婦

　彼女（Kさん）は，70歳を超えてから，肺がんと骨折の後遺症による歩行障害で介護施設に入所した。彼女は地元の精神科病院を退院したのち，親族との折り合いが悪く，故郷から遠く離れた土地で30年近く住み込みの家政婦として働いた。客観的にみると庇護的な環境であったが，その家では彼女の精神行動特性ゆえに多くの葛藤がみられ，周囲の者は疲労困憊していた。そのような彼女も，上記の理由から施設に入所することになったのである。その際の周囲の者の心配は，家（職場）と同じような問題が，施設内で早晩生じるのではないかということであった。

　しかし，その懸念は杞憂に終わった。彼女は，一般の認知症の高齢者とともに，それとなく暮らし，さらには介護職員の「人気者」にもなっていった。職員によれば彼女には，「認知症の人とはちょっと違う」印象があり，例えば「疑い深い面があるが，人間関係であまり『エゴ』は感じられない」「トンチンカンな会話もあるが，いつも素直に笑える」，そして家（職場）の人たちを悩ませた彼女の種々の精神行動特性は顕在化しなかった（彼女の死後，職員からは，「Kさんは，一緒にいて楽な人だった」「一緒に笑うとき，自分が子どもに返ったような気がした」という声も聞かれた）。

　おそらく統合失調症の人たちは，施設に入所すると「高齢者ないし身体疾患患者」として自分を定位でき，彼らにとって施設は介護される場，つまり「無条件でいてもよい居場所」となりうるのであろう。それはまさに彼らが求めてやまなかった「第3の故郷」に近い居場所といえるのかもしれない。

● **突然の自殺企図がみられたときの精神療法のポイント**

　慢性期統合失調症の患者さんの治療中に，予期せぬ自殺に遭遇することは決して珍しくない。不幸にして既遂に至ってしまった場合，あとからその徴候を思い起こしても，断片的な情報の寄せ集めにすぎないことが多い。医師にとっては，慢性期の統合失調症患者の精神療法の限界を感じる瞬間である。しかし未遂例の精神療法からは，自殺予防につながる彼らの心理的特徴をみつけることもできるように思われる。

　以下は15年間，精神科病院に入院していた48歳の男性例（破瓜型統合失調症）[44]の事例である。

> **症例** L氏　48歳　男性　長期入院患者

　L氏はある年の8月上旬の深夜，病棟内のトイレで自殺を企図しているところを他の患者に発見された。主治医も看護師も消灯までのL氏にその徴候を見出すこ

> とはできなかったのである。幸いL氏は後遺症もなく回復したが，のちに主治医が自殺企図のことを尋ねると，「あの晩は，遠くから町の盆踊りの太鼓の音が聞こえていた。急に小さい頃の思い出が蘇ってきた。…そしたら，何もしないでこの歳になってしまったことに気づいた。もう父も母もいない。急に絶望的になった」と語った。彼は21歳時に発症し，長期入院中に両親は病死，その後は弟が経済的援助を行っている。ここ数年は，陽性症状はほとんどなく，いわゆる無為・自閉といった慣用句が当てはまる人であった。

　この症例の自殺企図は，かつて武野[137]が指摘した，統合失調症患者の感情体験の特性を参照すると了解できる面がある。すなわち彼らの場合，本来辛いはずの感情が選択的に「棚上げ」されてしまい，それを実感せぬまま長い年月を経てしまう。したがって健常者のように，強い感情体験を受け止め，それを内在化させ，やがて過去の出来事として処理していくといった心理過程が生じにくい。彼らの辛い体験は，加工されぬままどこかに残され，それが時を経たのち，そのままの形で突然回帰しかねないのである。

　このような「選択的棚上げ現象とその突然の回帰」は，多分に慢性破瓜型統合失調症の人たちのこころの構造とその機能の様態を反映している。精神的エネルギー（エネルギーポテンシャル）の低下した彼らでは，過去の体験はこころ全体との結び付きをもたぬまま，1つのウィンドウ内（格子の一枠）に残される。もしこれが何かの契機で開かれると，彼らは一気に喪失を現実として体験することになる。何が契機で過去の体験が回帰するのかは読みにくい。ただ筆者の経験では，彼らの情緒（幼少時の体験）を呼び覚ますような院内行事のあとには，一定の注意が必要と思われる（したがって，行事の晩の睡眠薬の追加要求には応じた方が無難であると思う）。

第3章 うつ病

気分の障害の理解

第1節 気分障害におけるうつの原則

●操作的診断基準におけるうつとは

　うつは，不安と並んで多くみられる精神症状であり，とくに近年の精神科臨床では，その診断機会が増加していると思われる。しかし問題は，うつ病と抑うつとの相違が曖昧になっている点である。抑うつを示すすべての人にうつ病の診断を行い，そのもとに一律の薬物療法や精神療法（認知療法）を行うことは危険である（註1）。精神科面接のポイントは，患者さんに広くみられる抑うつ症状（抑うつ状態）が，その患者さんにとっていかように体験されているのかを把握することにあり，そのためにもうつをめぐる精神病理を理解しておく必要がある。それによって顕在化されている抑うつ症状に惑わされることなく，正確な精神科診断と治療が可能になると思われるのである。

註1 うつ病の臨床は，現在，操作的診断作業と，そこから始まる薬物療法および認知行動療法の組み合わせが基本となっているように思われる。とくに薬物療法に関しては，抗うつ薬の選択と使用量に関するアルゴリズムが示され，マニュアル化が試みられている（**図5**）[113, 125]。このようなマニュアルは，誰でもが応用しうる点では有用であるが，ここに患者さんのこころや人生が反映されているとは言いがたい。

　ここではまず，操作的診断で取り上げられている気分障害におけるうつ症状を列記しておく。この症状はDSM-5[4]にまとめられており，①ほとんど1日中，ほとんど毎日の抑うつ気分，②ほとんど1日中，ほとんど毎日の，すべて，またはほとんどすべての活動における興味または喜びの著しい減退，③（食事療法をしていないのにもかかわらずみられる）有意の体重減少，または体重増加，またはほとんど毎日の，食欲の減退または増加，④ほとんど毎日の不眠または過眠，⑤ほとんど毎日の精神運動焦燥または制止，⑥ほとんど毎日の易疲労性，または気力の減退，⑦ほとんど毎日の無価値感，または過剰であるか不適切な罪責感（妄想的であることもある），⑧ほとんど毎日の思考力や集中力の減退，または決断困難，⑨死についての反復思考，特別な計

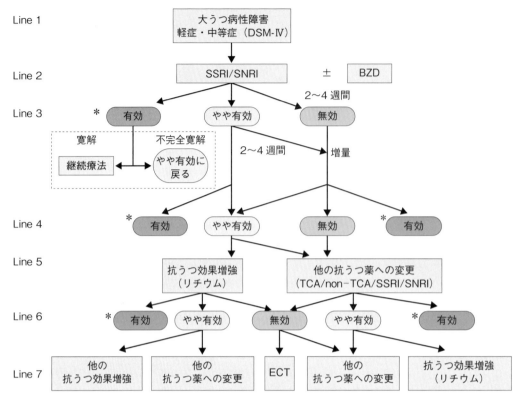

図5 大うつ病(軽症,中等症)の治療アルゴリズム
(塩江邦彦,平野雅巳,神庭重信:大うつ病性障害の治療アルゴリズム.精神科薬物療法研究会 編:気分障害の薬物療法アルゴリズム.p27,じほう,2003.より引用)

画はないが反復的な自殺念慮,または自殺企図,または自殺するためのはっきりとした計画,となっている。うつ病(大うつ病性障害)の場合,これらが過去2週間の間にいくつ認められるかが問題となる(全部で5項目以上,①または②のどちらかは必ず含まれる)。

いずれにしても現在のうつ病の診断は,このような身体・心理的な要素の組み合わせから行われる。しかしそこからは,現実の患者さんのうつ体験の苦痛は伝わりにくい。そこでわれわれは,人間にとってのうつ体験の質を,まず基礎知識として知っておく必要がある。

● そもそもうつとは

そもそもうつをはじめとする気分とは,不安と同様に1つの状態(情態)であり,それは雰囲気的,前言語的な次元にあるものである。いかなる人間であってもわれわれは,いつもそれに襲われ,いわば「気分づけられて」存在している[54]。精神科領域での問題は,それが病的であるかそうでないかという点である。

「うつ病」を精神医学の歴史からみると，病因によって内因性うつ病と神経症性うつ病（心因性の抑うつ）とに分類されてきた。前者は，Schneider, K.[118]によれば，生気感情の障害が病像の中心を占める疾患，Lange, J.[88]によれば，発症が自生的で，精神運動抑制が臨床的特徴であって，また生気的抑うつは身体疾患を彷彿とさせるほどの病態を示す疾患である[82]。一方，神経症性うつ病では自己の感情が一次的な役割を果たし，その変化は動機づけられ，反応性に始まる点に特徴がある[118]。

つまり内因性のうつ病とは，1人の人間にとってみると，生命感全体が退縮したような，殺伐とした状態として感じられるものであり，しかも本人にもおおよそその原因がわからない，絶望的な状態なのである。現代の操作的診断基準では，内因−心因といった区別は行われておらず，当然，このような人間としての体験はみえてこない。しかしわれわれは，精神医学におけるうつが，あくまでもこのような内因性うつ病を原点として展開された概念であることは押さえておく必要があろう。たしかにこのようなうつ状態であれば，操作的診断基準のうつ病（大うつ病性障害）に該当するが，逆に大うつ病性障害はといえば，もっと幅広い状態を包括した概念となっていることを認識しておくべきといえる（註2）。

註2 DSM-5には「メランコリアの特徴を伴う」というううつの特定用語があり（p54参照），これはかつての内因性うつ病に近い状態像を想定しているものと思われる。しかしその診断基準からも，上述の内因性うつ病の絶望的な状況を想像することは，容易とはいえない。

●日本文化とメランコリー親和型性格者のうつ病

もう1つ押さえておかなければならないことは，日本人の（内因性）うつ病者のもつ特徴，つまりメランコリー親和型性格との関連である。もともとこの概念はドイツのTellenbach, H.[142]によって提唱されたものであるが，日本人の心性にマッチしたためか，この性格をもつ者のうつ病は，本邦の（内因性）うつ病発症論の中軸となったといっても過言ではない。

日本人は，西欧人のような独立した自己（理性をもとに常に一貫性をもって統合された自己）像は存在しにくいといわれている。それよりも場の規範に従い，その規範像を取り入れた自己像を作りやすい。このような自己像は，基本的にその場ごとに形成されるものであるが，本邦ではとくに明治以降，場を超えて適用できる（日本人としての）規範像が必要となってきた[133]。それがメランコリー親和型性格に代表される自己像であった。これは，几帳面，律義，強い責任感，対他配慮をもつ性格であり，その本質は「かくあるべき」という秩序結合性と，それを維持するための高い自己要求にある[2]。それでは，メランコリー親和型性格を基盤としたうつ病事例の雛形とはいかなるものなのであろうか。

● メランコリー親和型性格の形成とその帰結としてのうつ病

　日本の歴史を振り返ると，このような性格傾向の育成は，日本的家父長制度との関連をもっていたようである。この制度下の家は，現在からみれば躾の厳しい（ないしはきちんとした躾の行われた）家庭であり，そこでは両親に対する子どもの「甘え」は当然制限される。そこで両親の全面的な愛情を得るために，子どもたちがとる手段として考えられるのが，「模範的な子ども」となり，親から認められる（褒められる）道である。この道を選択し，それが「習い性となった」者は，のちにメランコリー親和型性格へと発展していく可能性が高いものと思われる[54]。

　もちろんこのような説明に根拠はないが，了解しやすい考え方ではある。たしかに内因性うつ病者の価値観は，市橋[59]が述べるように，「人にいかに評価されて生きるか」というところに力点が置かれがちである。さて，このようなメランコリー親和型性格の人たちが社会の中で頭角を現してくるのは，思春期以降（中学年代以降）が多いものと思われる。この時期の発達課題[25]として，自身の能力の限界を知っていること，だからこそ大きなことを成し遂げるには同年代の他者との協力の必要性を学ぶことが挙げられる[25]。この発達課題は，メランコリー親和型性格者が得意とするところである。彼らは確かな人，気配りの人として高く評価され，しばしばリーダー役を任ぜられる（例えばクラブ活動のキャプテン，生徒会の役員など）。そして彼らは，「評価されている自分」に生き甲斐を感じ，また自分の評価が下がらないように任務を完璧に果たそうとする。

　このような生き方は，当然，環境への過剰適応を招く。環境からの期待や要求が極端に大きいときでも，彼らは「自分の評価が下がらないように」任務を引き受け，そして任務を完璧にこなそうとする。当然それは，彼らがもっている精神的・身体的エネルギーを過剰に消費させることになる。しかしそれでも任務を引き受け続け，完璧にこなし続けようとするのがメランコリー親和型性格の人間なのである。やがて彼らは，精神的・身体的エネルギーの枯渇から，思考も行動も先に進まなくなる。これが思考・行動の制止という精神症状である。当然このようなエネルギーの枯渇状態では生気感情は低下する。おそらくこれが，メランコリー親和型性格者の「うつ」の本態である。

● 小精神療法（笠原）の意味

　つまりこのようなうつ病には，明確な心因と呼べるものはなく，彼らの生き方そのものがうつ病の発症を誘発しやすいのである。したがってこのようなうつ病は内因性と考えることができよう。なお，この種のうつ病に対する精神療法として推奨されてきたのが，笠原[77]による小精神療法である。その骨子を列記すると，①うつ病であることを伝える，②休息に入る必要があることを伝える，③しばらくの間薬物療法が必要であること，薬物には副作用があることを伝える，④少なくとも治療には3か月を要し，その間一進一退があることを伝える，⑤よくなるまで絶対に自殺はしないことを約束する，⑥治療期間中は生活上の重要な決定は延期するよう説明する，⑦元の生活に戻ることを急ぎ過ぎないようにすることを伝える，となる。この精神療法は，現

在においてもメランコリー親和型性格の人たちの精神病理を押さえた，きわめて洗練されたものといえる。

第2節 メランコリー親和型性格者のうつ病と精神療法

ここでは，日本人のうつ病のモデルとしてメランコリー親和型の一例を提示する。多少古典的であるが，メランコリー親和型を理解しやすい事例である。

症例　T氏　57歳　男性　会社員

初診時面接

T氏は，某大企業の部長である。彼は産業医の紹介により，上司と妻に付き添われて受診してきた。T氏の表情は硬直し，会話中も緊迫感が漂っていたが，彼は「少し疲れているだけで，とくに精神的な問題はないから大丈夫」と語り，また同伴してきた上司や妻に関しては「心配し過ぎ」と筆者に述べた。

そこで筆者は，まず身体症状に関して尋ねると，彼は3か月ほど前から食欲が低下し，体重の減少も認められること，動悸や発汗，頭重感もあり，その頃より仕事の能率が上がらなかったことを語った。筆者が「このような交感神経系の亢進がみられるときには，不眠もみられやすい」ことを指摘すると，彼は入眠困難と早朝覚醒（午前3時頃）がみられると述べた。次に筆者は，身体的な不調が生じた原因について質問すると，何度も制止しそうになりながら彼は，会社の経営方針が変わりIT化が進み，これまでの人間関係や仕事上のhow toが，そのままでは通用しなくなったことが原因といえそうであると語った（実際にはこの情報を得るのに5分以上を要した）。この会話からは，T氏には思考の制止があることが察せられた。そこでさらに「これだけ疲れていると，集中力も低下しているのでは？」と質問すると，多少低下していること，さらにここ数日は，考えも行動も先に進まなくなっていることが判明した。

思考の制止が著しいため，これ以上の面接はT氏に苦痛を与えることが危惧された。したがってその先は，彼の同意を得て，妻と上司から情報を得た。それによると，とくにここ1週間，彼は「このままでは会社に迷惑をかける」「IT時代についていけない自分が悪い」「時代遅れの人間なので，もう会社の役に立てない」などと語っていたとのことであった。すなわち彼には過度の自信喪失と罪責感が認められることもわかり，以上から少なくともDSM-5（当時のDSM-IV）のうつ病の診断基準を満たしていることが推察された。

生活史

T氏は戦争中に，東北地方の寒村で5人同胞の長男として誕生した。父親は地元の小学校で校長を務め，地域の住民からも「尊敬される人物」であった。母親はそのような父親を支えながら，物資の乏しい中，5人の子どもを懸命に育てたという。

T氏は幼少時より，「T家の長男として，弟妹たちにも恥ずかしくない生き方をしろ」と，いつも父親から言われ，小学生の頃には，そのような生き方が身についてしまったという。とにかく彼は，物心ついた頃から「真面目人間」であった。彼は自宅では，幼い弟妹たちの面倒をみ，学校では勉強に励み，小・中学校ともに成績は1番であった。のちにT氏はこの時代を振り返り，「いつも両親や先生の目を気にしている子どもだった」と語っている。

　中学を卒業した彼は，就職に有利であった地元の工業高校に進学し，やはり優秀な成績で卒業した。この頃の彼は，友人に対する気配りが目立ち，その人間性が高く評価され，生徒会長に任命されたこともある。また卒業時には，教師の推薦で都会の大企業への就職（技術職）が決まった。入社当初より，彼の仕事の正確さは高く評価され，また同僚への気配りと気義さから，上司からの評判も高かった。「T氏に頼めば，何とかなる」「困った時のT氏頼み」というのが，部署内の暗黙の了解事であったともいう。

　25歳時，T氏は結婚し，まもなく一男一女が誕生した。その後，子育てや家庭に関してはほとんど妻に任せ，T氏はいわゆる企業戦士として仕事に没頭した。妻によれば，「休日もほとんど家にいたことがなく，厳しくいえば父親失格。しかし家族の前で弱音を吐いたり，子どもを疎んじたりすることはなく，よい父親であったことは間違いない。妻である私に対しても，それなりの気遣いはあった」と述べている。

　T氏は，社内で順調な人生を歩み，40歳代前半には技術職の課長となり，会社の発展に寄与した。（課長昇任後，一過性に抑うつ気分や食欲低下，不眠が生じ，社内の健康管理室で産業医の診察を受けたことがあるというが不詳）。そして53歳時には，高卒の学歴では異例の部長職（技術関係の部署）に就任した。部長就任当初のT氏は，これまでの課長職で培ってきた人間関係をもとに，新しい製品の開発に励んだ。しかし56歳時，会社の経営方針が変わったほか，IT化が進み，「これまでの人間関係や仕事上のhow toが，そのままでは通用しなくなった」という。それでもT氏は手を抜かずに仕事を進めたが，受診半年くらい前から熟眠感がなくなり，疲労や倦怠感を覚えるようになっていた。

現病歴

　受診3か月前から，T氏には食欲低下，体重減少，寝汗が出現したほか，早朝覚醒も目立った。そのため内科を受診したが，とくに身体的な問題はなかった。受診2か月前には，仕事の能率が下がり，担当部署の案件にも部長としての決断ができなくなった。さらに計画書や報告書の作成にも，通常の2倍ほどの時間がかかるようになった。そのためT氏は仕事時間を延長し，帰宅が深夜になることも少なくなかった。彼は「どうせ家に戻っても眠れないのだから」と職場に泊まり，溜まった仕事をこなそうとしたが，それでも仕事は溜まる一方であったという。受診1か月前からは，「このままでは会社の期待に応えられない，部下たちにも迷惑をかける」と考えるようになり，言葉数も減った。周囲からも「疲れているのではないか」と心配され始めたが，T氏は，「今，自分が会社を休むわけにはいかない。たとえ時間がかかっても仕事はきちんとやらなければならない」と覚悟したとい

う。受診1週間前には，妻もT氏の言動を心配して会社の上司に相談，産業医を介して今回の受診となったのである。

入院治療への導入

T氏には，上述のうつ病の小精神療法を行い，また自宅では休養が十分にとれない可能性があったため，入院治療を勧めた。その際T氏は，うつ病であることは受け入れたものの，休養に関しては頑なに拒絶した。再三の説明に対しても，「今，私は休むわけにはいかない。頑張らないと会社に申し訳ない」と述べ続けた。そこで上司の見解を聞くと，たしかにT氏の休養は会社にとって痛手であること，しかし本人の健康を第一に考えたいこと，休養中は上司自身が仕事を兼務する決意を固めていることを確認できた。ただし上司は，「ここ1週間，彼には（筆者と）同じことを説明し続けたが，何を言っても聞く耳をもたない。私たちとしても説得のしようがない。本人にも奥様にも申し訳ないが，強制的に入院させてきちんと治療をしてもらいたい」という切実な希望を伝えてきた。

そこで筆者は上司に，T氏がもっていると思われるメランコリー親和型性格の説明を行った。その上で，これまでT氏には，多くの社員が助けてもらってきたこと，T氏にはそれが生き甲斐であったこと，T氏は「他人に借りを作ることが苦手」なこと（メランコリー親和型性格者の特徴の1つ）を主治医とともに確認した。その上で，T氏への説得には，この点を踏まえるよう強調した。その後，上司からT氏に伝えられた言葉は，以下のようなものであった。「これまでTさんには，私も社員もずいぶん助けられた。だから一度くらいは恩返しをさせて欲しい。今回はゆっくり休んで，元気になったらまたTさんに助けてもらうから。それまで気長に待っているから」。

入院後の経過

結局T氏は入院治療を受け入れ，抗うつ薬を中心とする薬物療法が行われた。妻に対してもまた，メランコリー親和型性格者の生きる姿勢の特徴，またそれに基づいた家族の対応方法を説明した。約1週間後，T氏は「少しだけ熟眠感が戻ってきた」「ここまできたら仕事のことは諦めて，焦らずに治療を受けてみようと思う」と語った。2週間後には，少しずつ食欲が出てきた，味を感じることができるようになった」，3週間後には「これまでは新聞を読んでも字面を追うだけだったが，ここのところ記事の内容が頭に入ってくるようになった」と語った。この時点で上司と家族と主治医の3者面接を行い，うつ病の回復が順調に進みつつあること，それでも会社との連絡はまだとらない方がよいこと，ただし妻が定期的に上司と連絡をとり，「復帰を待っている」という会社側の意向のみを本人に入れること，今後の治療環境として自宅も可能であることを確認した。

T氏は入院1か月後に退院となり，以後復職訓練を行い，退院3か月目に復職となった。

> **メランコリー親和型性格者に対するうつ病治療の導入のキーフレーズ**
> 「これまで助けてもらってありがとう。だから一度くらいは恩返しをさせて欲しい」「あなたが帰ってくるまで，われわれが（職場を）守るから安心して欲しい」「ゆっくり休んで，元気になって欲しい」「元気になったら，またわれわれを助けて欲しい」

● うつ病の精神療法のポイント—小精神療法とその意味

　T氏の診断がうつ病（大うつ病性障害）であることに異論はないと思われる。現在では，彼に対してDSM-5の診断マニュアル，薬物療法のアルゴリズムを適用すれば，治療にはそれなりの成果がもたらされるとも推察される。しかし彼の治療導入への抵抗，家族や職場の人たちの説得の苦労を考えると，やはりうつ病者への精神療法は重要な位置を占めよう。

　T氏はメランコリー親和型性格をもっている。このような人に対しては，先述のように笠原[77]による小精神療法が有効である。以下にその理由を述べていく。

▶①うつ病であることを伝える

　彼らに「うつ病であることを伝える」のは，メランコリー親和型性格者では，往々にして自身がうつ病であるという意識をもたず（笠原が提唱した時代とは異なり，今日ではうつ病の認知度が高まり，「うつ病なのではないか」という懸念をもっていることは多い），自身の集中力のなさや体調不良の原因がわからぬまま，自分に対する不甲斐なさのみがいたずらに増大する危険があるからである。専門家から「うつ病」という診断を下されるだけで，彼らの不安や不甲斐なさは軽減しうる。

▶②休息に入る必要があることを伝える

　「休息に入る必要があることを伝える」ことは，まさにメランコリー親和型性格者のうつ病において鍵となる事柄である。エネルギーが枯渇している彼らには，休息によるエネルギーの貯蓄は必須である。もしここで「あと少しだから頑張ろう」「これまで頑張ってこられたのだから，あなたならやれる」「みんなが協力するから，最後までやり遂げよう」などといった激励をすれば，彼らを窮地に追い詰める。彼らからすれば，そのようなことは十分に理解しているばかりか，彼らは励ましてくれる周囲の人たちに対して，「その期待に応えなければならない」というさらなる重荷を背負うことになるであろう。この重荷は，エネルギーの枯渇している者にとっては乗り越えがたい課題となる。往々にして彼らは，自ら命を絶つことによってしか，この重荷からの解放はないと考える。

▶③しばらくの間薬物療法が必要であること，薬物には副作用があることを伝える

　薬物療法の必要性と使用薬物の有害事象の説明は，インフォームド・コンセントとして欠かせない事項に含まれる。しかもこれらの説明は，うつ病患者に対してはさらなる精神療法的意味をもちうる。ただし，多少コメントを要する点もあるので，以下に記載する。

　笠原の時代には，抗うつ薬の主体が三環系であったため種々の抗コリン性の有害事

象が生じた。例えば頑固な口渇，便秘，めまいなどである。これらはそのままうつ病に伴う身体症状にも共通し，患者にはかえってうつ病が悪化したように感じられることもある。したがって抗うつ薬によっても同様の身体症状が来されうる点を説明しておくことは，治療中の患者の不安に対する有効な精神療法であると思われた。現在でも，メランコリー親和型性格者のうつ病の治療には，三環系抗うつ薬が選択される機会があり，その際にはこの言葉は有効である。なお SSRI（選択的セロトニン再吸収阻害薬）を使用する場合には，消化器系などの有害事象の説明が中心になろう。

▶**④少なくとも治療には 3 か月を要し，その間一進一退があることを伝える**

この説明はやはりメランコリー親和型性格者のうつ病の治療のポイントとなる。彼らは社会に対して負い目を感じており，それを多少でも軽減しようと「治ること」に視線を集中させ，その時々の身体感覚や気分状態に過敏となっている。そのような彼らは，日々快方に向かうことを強く望む。しかし実際には，一進一退を繰り返しながら徐々に快方に向かうのがうつ病の経過である。彼らはしばしば，「昨日は調子がよかったのに，今日は逆戻りしてしまった」と強い不安と焦燥感を表出させる。したがって前もって上記の説明をしておく必要がある。

▶**⑤よくなるまで絶対に自殺はしないことを約束する**
　⑥治療期間中は生活上の重要な決断は延期するよう説明する

これら⑤⑥の説明もまた，メランコリー親和型性格者の人生を考えると，精神療法の重要なポイントとなる。なぜなら彼らのうつ病では，常に希死念慮が伴われているとみてよいし，自責感や貧困感（貧困妄想）から，一気に退職や離婚などを考える傾向にあるからである。しかし自殺念慮も，生活上の重要な決断も，その多くは彼らがうつ病という病態に陥ったための了解可能な心理的現象なのである。したがって，うつ病という病態から解放されれば，これらの観念も消失しうる。もしここでそのような「決断」を敢行してしまえば，のちに彼らは，大きな喪失を後悔することになりかねない。

▶**⑦元の生活に戻ることを急ぎ過ぎないようにすることを伝える**

これは，とくに社会復帰の段階で重要となるポイントである。社会に対して負い目を感じやすい彼らは，とにかく 1 日でも早い社会復帰を目指し，遅れを取り戻したがる。したがって治療の当初から，復職の段階で，例えば復職プログラムのような手段を利用することを伝えておくと，復職の際の焦りを抑え，再発を防ぐことができると思われる。

以上，メランコリー親和型性格者のうつ病に対する小精神療法の意味を述べてきた。筆者の経験では，彼らに対する精神療法では，これらのポイントを押さえておくだけで，ほぼ支障がないように思う。

> **補足** うつ病の誘因をめぐって：メランコリー親和型性格者は，社会生活を行う中で自らの規範を作り上げていることが多い。彼らのうつ病の発症を理解する際にも，このような規範志向性が関与していることをつかんでおくとよいと思う。彼らのうつの誘因として，それまで築き上げてきた規範の維持が困難になる事態が

挙げられる。例えば転職，転勤などがこれに相当する。また一見喜ばしい事態である昇進も，彼らにとってはそれまでのhow toが通用しなくなり，危機となりうる。またとくに女性においては，引っ越し（引っ越し抑うつ[89]），新築，改築なども誘因となりうる[63]。さらに男女を問わず，ストレス状況から一気に解放された際にも，うつ病を発症する可能性がある（荷おろし抑うつ[119]）。

第3節 重篤なうつ病と精神療法

● 重篤なうつ病──メランコリアの特徴をめぐって

　DSM-5の抑うつ障害群には，特定用語として「メランコリアの特徴を伴う」という項目がある。これはうつ病相の最悪期にみられ，他のうつ病相のうつの感覚とは質的に異なった追体験しがたいものであり，かつて内因性のうつ病として記述された病態とほぼ共通したものと思われる。ちなみにメランコリアは，先述のメランコリー親和型性格者のうつ病（こちらは特定の性格をベースにしたうつ病の概念）との直接の関係はない。ただしメランコリー親和型性格者が，メランコリアを体験することは十分にある。

　ここでDSM-5のメランコリアの特徴を伴ううつ病の診断基準をみておくと，以下のようになる。まず，すべての，またはほとんどすべての活動における喜びの喪失，ないし普段快適である刺激に対する反応の消失，のいずれかが必ず認められる。次に，①はっきりと他と区別できる性質の抑うつ気分（深い落胆，絶望，陰鬱さまたは空虚感），②決まって朝に悪化（する抑うつ），③早朝覚醒，④著しい精神運動焦燥または制止，⑤有意の食欲不振または体重減少，⑥過度または不適切な罪責感のうち3つ以上が認められる。

　さて，このような重篤なうつ病の精神療法であるが，これにはしばしば限界がある。その最も大きな障壁は，患者さんとの間で意思の疎通が困難になりかねない点にある。したがってここでは，われわれが精神療法的なアプローチに固執することなく，まずは入院治療を念頭におき，重篤な「うつ」（メランコリア）からの脱却を試みることが肝要である。具体的には積極的な薬物療法（場合によっては修正型電気けいれん療法も検討する）を可能な限り早期に試みることがポイントとなろう。

● 重篤なうつ病──うつ病性自閉

　さて，このようなうつ病患者さんとの意思疎通の困難は，比較的急速に生じてくる。そうなると彼らは，われわれの言葉の投げかけに対して応答はするものの，その応答に「こころが感じられなく」なり，彼らから発せられる言葉はあたかも宙を舞うかのようになる。また会話はなかなか先に進まず，常に同じ場所を堂々巡りする。その際のテーマは，自己の人生の開けなさ，空しさ，無価値感などである。

　ところでこれと関連した精神病理に，うつ病性自閉（depressiver Autismus）[143]というものがある。この場合の自閉とは，Bleuler, E.[11]が述べた「内的生活の比較的ある

いは絶対的優位を伴うところの現実離脱」を意味する(p3参照)。この現象は統合失調症やASDの人たちにもみられるが，そのメカニズムは異なる。統合失調症の患者さんの自閉とは，現実世界(対人世界)における自己そのものが成立できず，内的生活の優位性が顕在化してしまう点に問題がある。ASD者のそれは，ASD型自己の機能そのものが対他的なものではなく，その意味で生来的に内的生活が優位な点が特徴である。

　これに対して重篤なうつ病者の場合，(もともと現実生活を生きている人が)自己の世界に閉じこもってしまい，そこから抜け出せないという印象が強くもたれる。その際，彼らの内界では，「自己の規範(かくあるべきという自己の姿)に自分が達していない」といった苦悩が主題となっており，それは彼らがもつ自己理想の高さと結び付いた現象といえる。したがって彼らのうつの世界は，「本来の自分(自己)のあり方とは，まったくかけ離れてしまった情けない存在」をもとに展開されており，その世界のあり方を彼らは他者と共有できなくなっている(Bleulerの表現を借りれば現実離脱)のである。これがうつ病性自閉であり，さらに微小妄想の母床となっていると理解される(註3，4)。

註3 **微小妄想**[115]；微小妄想とは，自身を道徳，身体，経済的な側面などにおいて不当に低く評価する妄想で，一般的にはうつ病の三大妄想といわれる罪業妄想，心気妄想，貧困妄想の総称である。ただしこの妄想の成立や発展には，針小棒大ともいえる誇張がみられる[101]点も特徴である。この訂正不能な微小性の感覚や誇張の感覚は，周囲の者も感じうるものであり，重篤なうつ病者に接する周囲の者は，親身になればなるほどこの訂正不能性に消耗し，場合によっては否定的な感情すら抱くようになる。

註4 **うつ病性自閉と妄想主題**：かつてKranz, H.[84,85]は，内因性精神病における自閉を述べる中で，「より自閉的なのは統合失調症患者ではなくうつ病患者である」と指摘している。これはドイツのハイデルベルク大学に保存されている診療録を，30年間隔で3つの時代を調査した結果に基づいた見解である。それによると統合失調症では，妄想内容がその都度の時代特徴に彩られている(その意味で外界に開かれている)のに対し，うつ病患者では不変であり[143]，ここに彼らの自閉の徹底性がうかがわれるという。

●うつ病性自閉のみられた重篤なうつ病の症例

以下にうつ病性自閉のみられた症例を提示する。

> **症例** G氏　56歳　男性　会社経営者

G氏の概要

　G氏は大都会の下町で，中小企業を経営している。この会社はG氏の祖父が創設し，現在の従業員は50人前後で，祖父や父親の代からの社員も少なくない。G氏は大学卒業後，某企業に勤務したが，父親の死亡とともにこの会社を継ぐことになったという（38歳）。彼の性格は，いわゆるメランコリー親和型であり，堅実な会社の運営に励み，一時期はそれなりの成果も上げていた。なお現在のG氏の家族は妻と2人の娘の4人であり，会社の3階に居を構えている（住居の中に社長室が存在している構造）。

　G氏が50歳の頃から，景気の悪化の影響を受けて，会社の収入は右肩下がりとなり，2年前には銀行から多額の融資を受けなければならない状態となった。1年前（55歳）には，銀行側の提案により従業員の削減を実施せざるを得なくなり，この頃からG氏には不眠，焦燥，罪責感，抑うつ感，身体の不調感が増大してきた。それでもG氏は経営を立て直そうと仕事に没頭したが，しだいに思考が先に進まなくなり，「思うように会社の立て直しができなくなった」という。初診1か月前には，体重の減少（2か月で約6 kg）も目立ったため，かかりつけの内科医を受診したところ，うつ病の可能性を指摘され，筆者が勤務していた総合病院の精神科外来を紹介されてきた。

初診時面接

　G氏は，彼を心配した妻とともに受診した。G氏の容姿は，「茫然自失」という形容が的を射ていたが，顔面には汗がにじみ，身体の細かな動きも多くみられ，内面の緊張の高さがうかがわれた。筆者は一通りの面接ののち，G氏と妻にうつ病の診断でほぼ間違いなく，薬物療法が必要なこと，かなり心身の疲労が蓄積しており，エネルギーの蓄積を行うためにも十分な休養をとる必要があることを説明した。またG氏の自宅の構造を考慮すると，自宅で休養をとることが困難であるため，入院治療を勧めた。これに対してG氏は，「うつ病と言われて自分でも何となく納得しました」。「…休まなければいけないということもわかる気はしました」。「でも今は休むわけにはいきません」。「…会社の経営は私がいないとどうにもならない。会社を倒産させるわけにはいきません」と語った。しかし彼の言葉に感情は感じられず，ただ単に言葉だけが宙に放たれたような印象がもたれた。そこで妻に会社の状況を尋ねると，「確かに夫の言うように，今は一刻の猶予も許されない状況です。私も夫には休んで欲しいけれど，夫は言うことを聞くような人ではありません。夫のことは私が一番よくわかっています」と述べた。

　筆者は夫婦に，病状の悪化のみならず自殺などの危険もあることを十分に説明した上で，やむを得ず外来で治療（薬物療法）を実施することにした。ただし，少なくとも1週間に1回の受診と，家族がG氏から目を離さないことを確約し，また万が一に備えて救急外来の受診方法を説明しておいた。

2回目の受診

　初診後，G氏の足は外来から遠のいた。結局彼が次に訪れたのは，3週間後のこ

とであった(当然薬物療法は中断となっていた)。この間の経過を妻に尋ねると、初診後2～3日は薬物を服用していたが、会社の経営がさらに追い込まれてしまい、「服薬どころではなくなったようである」とのことであった。しかし実際のG氏は、うつ病による制止、集中力の低下が激しく、会社の危機的状況に有効な方策を講じられず、結局「時だけがいたずらに過ぎてしまった(妻の言)」。妻が続けるには、「明日には倒産の手続きを行う羽目になってしまったが、あまりにも本人の様子がおかしいので今日連れてきた」のだという。

このときのG氏の表情は、いっそう茫然とし、一方で内面の焦燥感と緊張感が初診時よりも強く感じられた。筆者の質問には必要最小限の返答はあったものの、しばしば思考は制止し、会話に時間を要した。またこのときの彼への問診からは、顕著な抑うつ感、悲哀感、罪責感のほか、気分の日内変動(朝方がとくに調子が悪く、夜になると幾分気分が楽になる)が存在していることがつかめた。しかし筆者の質問に対する彼の返答は、いずれも宙に放たれただけのように思え、いかなる筆者の言葉もG氏の内面に届かない印象が強くもたれた。事実、G氏にいかなる質問、説明、説得を行っても、彼の返答は、ことごとく「僕は大丈夫」。「今は踏ん張らないと」。「倒産の手続きは僕しかできない。…社員に申し訳ない」という内容へと回帰していくのみであった。

G氏の評価

現在のG氏の置かれている状況を考えると、筆者のアドバイスはもはや彼のこころには届かず、うつ病性の自閉が強く疑われる状態にあった(すなわち現時点では、重篤なうつ病であることが推察された)。しかも彼の置かれている社会的な環境を考えると、刻々にうつ状態が悪化していく危険があり、一刻の猶予も許されない状況といえた。とりわけ倒産手続きは、彼の心情から考えると、さらなる「罪責感」を喚起しかねず、自殺企図の危険が差し迫っていることも感じ取られた。

以上のことは、すべて妻に告げた。その結果、まずは倒産の手続きだけでも妻が立ち合いながら行い、それが終了したらその足で入院するという治療計画が立てられた。これに関しては本人も「そうします」と述べた(やはりそこに彼の感情は感じられなかった)。なお入院までは、妻のほか親族が複数で彼に付き添い、自殺の危険を防ぐことに全力を注いだ。

その後の経過

翌日、破産手続きを終えたG氏は、閉鎖病棟に医療保護入院となった(強いうつ病性の自閉のため、本人から入院に対する真の同意が得にくかったため、この入院形態をとった)。また入院と同時に修正型電気けいれん療法(これは基底に存在していると思われる激しい焦燥感と自殺衝動を抑えるために適用された)と、抗うつ薬を主体とした薬物療法が開始された。

一時期は自殺念慮や罪責感を語ったG氏であったが、当初の自殺衝動は何とか抑えることができた。入院治療を開始して10日からは、主治医との会話にも徐々に実感が伴われるようになった。そのためこの時点であらためて、G氏に対してうつ病の小精神療法を行った。また同時に、生活の再建に関しては、十分な休養後に行うことを、家族ともに確認し合った。

● 重篤なうつ病と精神療法のポイント

　うつ病者は，メランコリー親和型性格者に代表されるように，通常は現実世界で良好な適応をみせ，多くは周囲からの信頼も厚い人たちである。しかしいったん，内因性の重篤なうつの極期に入り，強いうつ病性の自閉が現れた場合，その中で彼らは，それまでとは異なった次元の「うつ」を体験する。しかもその世界は，統合失調症以上に，現実と隔離された世界である。

　先述のように，やはり彼らは，精神療法的なアプローチが届かない領域に入り込んでいるのである。もちろん精神療法的に彼らの苦悩を了解しようとする姿勢は重要であるが，われわれにとって最も重要なポイントは，「了解不能性」をわきまえる真摯な姿勢であろう。またわれわれ医療者は，家族や周囲の者に対しても，この点を十分に説明しておく必要がある。家族の中には，「私しか彼・彼女の気持ちはわからない」という一種の過信を抱く者もいるが，この過信が患者の治療を遅らせ，往々にして自殺に追い込むことになりかねないのである。治療者も含め，周囲の者が，了解不能性を共通認識としてもち，適切な対応を行う必要がある。それはすなわち，本人の安全の確保であり，その多くは入院治療であろう。

第4節　現代のうつ病像と精神療法

　以上，うつ病における精神病理のモデルを挙げてきたが，臨床家の多くが，これらが現代の青年（が示すうつ病）には，どこかしっくり当てはまらない感覚を抱くのではないかと思う。そこで近年のうつ病像をどのように理解すればよいのか，本節では述べてみたい。

● 近年のうつ病像

　第1節で記載したように，現代のうつ病概念は大きく変遷してきた。第2，3節で述べたような，精神医学上基本となるうつ病をめぐる人間像は，臨床場面で語られることが少なくなり，代わってDSMに基づいたうつ病像が，われわれ臨床家の間で共有されてきた。それはあくまでも過去2週間の精神状態から診断されるうつ病像であり，誰でもが罹患しうるうつ病ともいえる。そのため特定の人物像は問われなくなり，（本邦では）うつ病の範囲が拡大したのである。

　ここで気をつけなければならないのは，以下の2点である。1つ目は，このように拡大したうつ病でありながら，ともするとかつてのうつ病者の人物像をもとにした精神療法的アプローチが，修正されずに用いられている実態である。例えば「うつ病者を励ましてはいけない」という著名なフレーズは，メランコリー親和型性格者のうつ病，ないし内因性のうつ病の深い病態に対しては，至極納得のいくものであるが，それ以外のうつ病に対してははたしてどうなのであろうか。2つ目は，いくら症状をもとにした診断であっても，そのような「うつ」を体験しているのは，やはり1人の人間としての患者さんであり，彼らの適切なこころの理解と，それに応じた精神療法的ア

プローチは必要であろうということである。

そこでこの節では，現代におけるうつ病をめぐるいくつかの課題を取り上げ，精神病理学的視点でこれを見直し，現代のうつ病に対する精神療法的アプローチについて述べてみたい。

● 日本文化の変遷——規範像の拡散とうつ病像の変化

さて，現代におけるうつ病者像を理解するにあたり，整理しておかなければならないのは，日本文化の変遷である。これを押さえておくと，現在に至るまでの日本人のうつ病像の変遷が，わかりやすくなると思われる。

先述のようにメランコリー親和型性格は，日本人の代表的な人物像を象徴する性格であった。それはこの性格者が，西欧におけるような個よりも「集団の和を尊ぶ日本文化」では受け入れられやすく，さらには日本人の模範的な人物像にフィットしやすかったからと解釈される。その模範とは，「家風」「校風」「社風」に適合可能な人物像であり，実際に明治以降の日本では，広くそれらを身につけるための躾が行われてきた[23]。本邦におけるうつ病の発症論において，メランコリー親和型性格が中軸となっていったのも，このような背景があったからなのであろう[54]。

しかし何人かの専門家[61,121]が指摘するように，1977年頃を境に，一定の規範（ないし模範的な自己像）への志向性が減弱したようである。このことはわが国の青年たちの間において，メランコリー親和型性格への志向性が減弱したことを意味し，同時にメランコリー親和型性格者を基礎にした日本人のうつ病の表現形にも変化が生じたことを示唆する[54]。

わが国の精神医学領域で，いくつかの新たなうつ病の病型，例えば「逃避型抑うつ(1977)」[55]「未熟型うつ病(1978)」[1,100]などの概念が提唱されてきたのも，この時代の前後である。これらの概念は，いずれもメランコリー親和型性格者のうつ病との相違を強調した概念であり，病前性格の相違，社会的規範への同一化志向性の少なさ，病像における罪責感の目立たなさがポイントとなっていた[62]。これらの概念（「逃避型抑うつ」や「未熟型うつ病」といった用語）は，現在新たに精神医学を学ぶ若き精神科医にとっては，あまり馴染みのないもの，ないしはせいぜい症例検討の際に参考にする程度のものかもしれない。しかし近年のうつ病者の人物像を理解し，彼らへの対応方法を考える上では，今なお有用な概念になるのではないかと思う。ちなみに2005年には樽見[139]が「ディスチミア型うつ病」という概念を提示したが，この精神病理も「逃避型抑うつ」や「未熟型うつ病」と大きく異なるものではない。

●「逃避型抑うつ」の理解に向けて

「逃避型抑うつ」「未熟型うつ病」「ディスチミア型うつ病」には，メランコリー親和型性格者に対するほどには，うつ病の小精神療法が有効でないようである。彼らには，彼らの価値観および自己構造を考慮した対応が必要となる。ないしは対応の際に，われわれ医療者が抱きがちな「メランコリー親和型性格」への価値観から多少自由になることが必要となる。

では「逃避型抑うつ」とは，どのようなものなのであろうか。提唱者の広瀬[55,56]に倣えば，その典型は，「若いエリートサラリーマンが入社して数年，30歳前後で発症し，ウィークデイの朝の寝込みがみられ，とくに月曜日や休み明けの欠勤が目立つ。一方で午後や週末は趣味や家族サービスができ，得意な仕事や上司との相性がよいときには人一倍の仕事をこなすこともできる」といったものである。また広瀬は，それと同時に出勤日と休日，出勤前と午後との病像の一貫性のなさを指摘している(註5)。

註5 ちなみに宮本が提唱した「未熟型うつ病」の典型は，①依存的，わがまま，自己中心的でありながら，顕示的で他人の目を気にするような30歳前後の若い男女が，②ささいなきっかけで，③生気的な抑うつに落ち込み，④葛藤はその都度存在するが，神経症的加工はあまり被らないといった特徴をもつ。

　ここでわれわれ精神科医が戸惑うのは，メランコリー親和型性格を基準に考えると，彼らの自己像を捉えきれない点である。それゆえに彼らの気持ちは読めず，精神療法の的も絞れないのである。そこで彼らの自己に注目してみると，次の2点が抽出されるように思う。つまり「自己像の一貫性のなさ」と，仕事と趣味の世界など「2つの自己-世界の併存」である。とくにうつ状態に陥った際の2つの世界の並存は特徴的であり，仕事の世界ではうつの状態(情態)，趣味や家庭の世界では通常の気分状態(情態)が伴われ，そしてこの両世界が乖離を来さずに並存しているのである。

　このような自己の特徴をもつ彼らの人物像は，メランコリー親和型性格者を基準に考えると，実に都合のよい生き方であり，そこに「人格の未熟さ」が感じられてしまう。そうなると精神科医であっても，多少とも彼らに否定的な感情を抱き，価値中立的な精神療法が難しくなることがあろう。しかしここであらためて注目したい点は，この概念が提唱された時代が，女性の社会進出がまだ始まったばかりの頃であり，広瀬が注目したサラリーマンも，主に男性が意識されていたことである。つまり「逃避型抑うつ」でも「未熟型うつ病」でも男性が念頭におかれ，おそらく現在においてもこの枠組みは大きく崩れていない点である。

●「逃避型抑うつ」─格子型人間の精神療法を考える

　ここで思い浮かばれるのが，第1節で述べた，生得的なこころの構造の問題である。それによると男性の多くは格子型人間であると思われた。彼らのこころの構造は格子を基本とし，統合志向性が減弱すれば，いくつかの自己-世界が相互の連絡なく顕在化されてくる。すなわちうつによってエネルギーが低下した彼らには，少なくとも一過性には(純粋な)格子状のこころの構造の特徴が顕在化している可能性が十分に考えられるのである(註6)。筆者の経験では，「逃避型抑うつ」「未熟型うつ病」者も，エネルギーの回復を待てば，現代社会に十分に適応可能となることが多い。

註6 格子型人間という面では，笠原が提唱した「退却神経症(1970年)」[74]も同様である（この名称は，かつて勇敢だった戦士の戦線離脱という意味をもつ）。その典型は「長期留年に陥った優秀な大学生で，家・部屋から物理的に出られないわけではなく，正業を忌避し，人間間の競争と評価のない副業的な仕事のみで生きる面（その意味でフリーター的でもある）」が強調される[76]。

さて，このようなうつ病者に対しては，うつが強い場合には，やはり休養しエネルギーの回復を待つことが原則となろう。その際の休息の仕方は，メランコリー親和型とは異なり，（エネルギーを浪費することがない範囲で）仕事以外の世界を楽しむことも勧められると思う。ただし職場への一定の配慮は必要であり，休暇中に負担をかけている同僚や上司に対する感謝の念を忘れず，少なくともそのような人たちの反感を買うような行為は十分に慎むようにとの指導が精神療法の中に組み込まれるとよいように思える。

● 現代青年とうつ病

さて，上述の「逃避型抑うつ」や「未熟型うつ病」が注目されてから30年以上が経過したが，近年の職場で見かけられるうつ病者に対しても，ここで述べた視点がかなり通用すると思われる。年代的に2005年の樽見[139]の「ディスチミア型うつ病」という概念までくると，「逃避型抑うつ」や「未熟型うつ病」と共通の精神病理をもちながらも，「男性に多い」「高学歴」「過保護な環境」といった特徴が崩れ，性別・学歴・環境ともに汎化している点が強調されている。日本人においては，「逃避型抑うつ」という類型で語られた特徴が，より幅広くみられるようになったのかもしれない。

ここで述べておきたいことは，格子型人間自体の純粋な特性もまた，性別・養育環境・教育環境を問わずに顕在化されやすくなってきた可能性である。換言すれば，2000年以降，男性のみならず女性の一部においても格子型のこころの構造が形成されやすくなってきた可能性があるということである（幼少時からパソコンやスマートフォンの画面に慣れ親しんでいることが影響しているのかもしれない）[54]。繰り返しになるが，格子型人間にとっては，基本的に自己の統合志向性は2次的なものであり，社会が一定の自己の構築へ向けての統合を強く要請しない限り，それは育ちにくい。そうなると彼らの気分の状態（情態）は，場面ごとに変わりうるものとなり，「うつ」の体験も，自己全体との関連では捉えられにくくなる。したがって個人として「うつ」に対処しようとする姿勢も生じにくく，せいぜいその場面を離れるか，ないしは「うつ」への対処を専門家に委ねることになりやすいであろう。

● 現代青年のうつ病と精神療法の方向性

このような「うつ」に対する精神療法は難しい。ただここで注意したいことは，上述のような彼らの「うつ」の場合，DSM-5の診断基準は満たしたとしても，見方によっては他の病態，例えば解離性障害，離人症，不安障害，適応障害，心気障害，境界性

パーソナリティ障害，自己愛性パーソナリティ障害などといった切り口でもみることができる点である。もちろん近代西欧型自己といった確固とした自己像がない以上，これらの諸症状もまた漠とし，操作的診断基準を満たすほどの病態としては捉えられにくい。しかし現代の青年のうつ病に対しては，さまざまな角度から，人間としての彼らをみる眼が必要になってくる。詳細は拙書[54]を読んでいただけると幸いである（註7）。

> **註7** もちろん，現代の青年のすべてが，次に述べるように，このような傾向を強くもつものではない。ただ，われわれが治療に戸惑うような青年が増えつつある点は押さえておく必要があると思う。ちなみにこのような青年が「うつ」症状に苦悩する契機は，何らかの（確固とした）自己像を要求されるような環境に，たまたま彼らが身を置いたときが多いと思われる。その環境にいる限り，彼らの内界は「うつ」で満たされ，時にそれは生気的抑うつ（p47参照）に至るほどになることもある。したがって適切な薬物療法は必要であるが，同時にさまざまな環境に適応でき，それでいながら彼らの自己構造にも適した自己像の獲得に関しても，考慮が必要になってくると思われる[54]。ただそれには，多くの時間を要することを付言しておく。

● **現代社会におけるメランコリー親和型性格**

さて，ここまで述べてきたように，時代は変遷してきているが，それではメランコリー親和型の人たちは，社会から消えてしまったのであろうか。このことをめぐって芝[122]は，典型的/教科書的なメランコリー親和型性格者の数は激減しつつあるにしても，非典型的/非教科書的なメランコリー親和型と言える若き日本人は意外と多いのではないかと述べている。筆者も芝と同じ見解である。なぜなら，「個の確立よりも身近な集団の和の成立」，そして「個々の集団の閉鎖性」といった日本人の特徴は，現代の青年にも少なからずみられ，そこではメランコリー親和型性格とまでは本人が気づいていなくとも，他者配慮的で責任感が強い生き方は存在しているからである[54]。

ここでは，現在みられやすいメランコリー親和型性格と思われる症例（さしずめ現代版メランコリー親和型性格者）を提示する。

症例　D氏　初診時30歳　男性　会社員（文献54より引用）

生活史

D氏は2人兄弟の長男として誕生した。子ども時代は物静かで，交友関係もそれほど広くなかったが，「優等生タイプ」ではあった。中学時代から水泳部に入り，高校時代にはキャプテンも務めたという。なおこの時期を振り返ってD氏は，「羽目を外すことなく，取り柄のない人間であった」と語る。大学は伝統のある理系の

大学に進学，大学4年間も与えられた課題をこなし，ゼミでは責任者（ゼミ長）を任されていた。就職にあたっては，「学んだ知識と技術を活かせる職業に就くことだけ」が目標であり，大学の就職課で自分の長所と短所を尋ねられた際には，それまでそのようなことを考えたことがなかったので戸惑ったという。担当者からは，「真面目，几帳面，ゼミ長を任されたのであるからリーダー的素質がある」ことを強調して就職試験に臨むようにアドバイスされた。

結局D氏は，ある建設会社に技師として勤務，就職後のD氏は仕事に励み，28歳時には結婚，そして29歳時からは，ある企画のチーフを任されるようになった。

現病歴

30歳時の秋頃から，D氏には不眠と食欲不振がみられ始め，その後，疲労感，気力の低下，部下に対する罪責感などが強まった。翌年春の健康診断では，希死念慮が認められたため，産業医の診察を受け，筆者を紹介された。D氏には生気感情が乏しく，思考や行動の制止も認められた。また「会社と依頼主との板挟みで疲れた。スタッフの数も足りず，部下たちから限界であるという声を毎日聞いている。チーフとして彼らに何もしてあげられなくて申し訳ない。家に帰って独りになると死にたくなるけれど，部下のことを考えるとそうもいかない」と述べていた。

治療経過

筆者はメランコリー親和型性格者のうつ病を念頭においてD氏の治療を開始し，それと同時に最低1か月間の休職を指示した。当初，休職に対して罪責感を述べていた彼であったが，人事課とも相談して自宅療養が開始された。1週間後，D氏は「だいぶ楽になりました。休養ができました」，2週間後には「会社のことは考えないで休んでいます。家族とリラックスして，だいぶ元気が出ました」，3週間後には「さすがに暇になってきたので，復職を考えようと思います。人事課に電話をしたら，もとの職場に戻ることはないから安心するように言われました」と述べた。筆者としては，メランコリー親和型性格を考えると，あまりにも早い回復，休職前の職場への執着の薄さに驚いた。その後D氏は復職し，本社勤務となっている。少なくともこの3年間，再発はみられない。

この症例は，発症前の部署にいる限り，メランコリー親和型性格者の人物像を示していた。しかし発症後の会社側の配慮で部署が変わると，いとも簡単にその役割を忘れ，別の勤務内容を淡々とこなしているようにみえた。たしかに彼は格子型人間と思われ，ここにその特徴が顕在化している。ただ以前のメランコリー親和型性格者であれば，もっと役割意識に一貫性がみられたように思える。やはりそこには，メランコリー親和型性格を強く求めなくなった社会的な影響が感じられる。

さて，このような症例に対する精神療法は，基本的にはうつ病の小精神療法（p48

表3 現代版メランコリー親和型への小精神療法

①うつ病であることを確認する。
②休息に入る必要があることを伝える。
③しばらくの間，薬物療法が必要であること，薬物には副作用があることを伝える。
④少なくとも治療には1～2か月程度を要し，その間一進一退があることを伝える。
⑤よくなるまで絶対に自殺はしないことを約束する。
⑥治療期間中は生活上の重要な決断は延期するよう説明する。
⑦元の生活に戻ることを急ぎ過ぎないようにし，社会に戻る際には，その準備を焦らずに行う。

参照)に準じてよいと思う。とくに「②休息の必要性」「③薬物療法の必要性と副作用の説明」「⑤よくなるまで絶対に自殺はしないことの約束」「⑥治療期間中は生活上の重要な決断は延期することの説明」は基本的に同じである。しかし彼らの生き方や現代のうつ病治療の実態を考えると，その他の項目には多少変更を加える必要がある。例えば現代版メランコリー親和型の人たちは，自分がうつ病であることに薄々気づいていることが多い。したがって「①うつ病であることを伝える」は「①うつ病であることを確認する」とした方が実際的であろう。また「④少なくとも治療には3か月を要し，その間一進一退があることを伝える」に関しては，後半はそれでよいとしても，期間に関しては「少なくとも1～2か月程度を要し」くらいにしておいた方が現実的に思える。「⑦元の生活に戻ることを急ぎ過ぎないようにする」に関しては，「戻る際には，その準備を焦らずに行う(社会復帰プログラムなどの利用を考える)」ことを加えておくとよいと思う(表3)。

また(現代版)メランコリー親和型者に対しては，自身が「メランコリー親和型性格」であることを認知するよう導くこともまた，うつ病の再発に有用な精神療法と思われる。なぜなら現代の青年の価値観の中には，「明るく，元気で，前向きで」[54]という生き方が過大評価され(それが唯一の社会適応的な生き方のごとく捉えられている面があり)，その陰に本来の「メランコリー親和型性格」者の価値観が埋もれてしまいがちであるからである。(現代版)メランコリー親和型の人は，往々にして「明るく，元気で，前向き」な生き方に身を任せて組織の中で突進し，気づかぬうちに過剰適応に陥っていることが少なくない。

● **現代のメランコリー親和型と過剰適応をめぐる事例──精神療法の視点から**

最後に，本来メランコリー親和型の特徴を多くもちながら，「明るく，元気で，前向きで」という生き方を過信し，職場でやみくもな過剰適応を来し，うつ病を発症した事例を提示して，この章を終えたい。

第3章 うつ病

症例　D子　初診時23歳　女性　会社員（文献54より改変して引用）

生活史

　D子は会社員の一家に第2子として誕生した。彼女は小学校時代から活発な女の子で，4年生からは友人とテニスを始め，地元のクラブでその腕を伸ばしていった。テニスクラブの指導者は，「彼女のやる気をグングン伸ばす指導」を行い，その成果もあって中学卒業後のD子は，テニスの盛んな高校に入学した。この時期を振り返りD子は，「何事にもプラス志向であり，それが私のキャラクターであった」という。

　大学入学後も彼女はテニスを続け，「へこたれるような場面でも常に前向きで，プラス志向で押し通してきた。とにかく頑張って努力すれば，必ず道は開けると思っていた」とのことである。そして大学3年時から，D子はテニス部のキャプテンとなり，部員からも慕われ，就職にあたっては就職担当のアドバイザーから，「自分の性格を売りにして，どんどん攻めるように」と励まされた。

現病歴

　大手企業の営業関係の仕事に就いたD子は，「明るく，ポジティブで前向き」な性格のため周囲からの期待も大きく，同期職員の中心的な存在になった。しかし社会人としての現実は厳しく，個人的な営業成績は期待されるほど伸びなかった。彼女は，「このくらいできなければ，会社の人間として失格。これまでの人生を思い起こして攻め続けなければ」と，毎日自分を奮い立たせたという。しかししだいに残業も増加し，入社後1年目には体調不良を訴えて欠勤しがちになった。そのようなD子は，「周囲の人から×マークをつけられているのではないか」と怯え，さらに体調が悪化した。

　入社1年半目，D子は「どうしてもポジティブになれず，明るさもなくなり，自分らしさが消えてしまった。元気のなさから，うつになったのではないかと思い」，近所の精神科診療所を受診，医師からもうつ病と言われ，抗うつ薬（パロキセチン；20 mg/日）を服用し始めた。約1か月で気分は多少上昇したが，「また同じように自分を見失うのではないか」と職場に戻る勇気が湧かず，復職は困難であった。初診4か月目，D子は母校の校医を行っていた筆者のもとを訪ねてきた。

治療歴

　その際に語られた彼女の悩みは，「自分らしさがわからなくなった」こと，「自分の感情のコントロールができず，母親や付き合っている男性に当たってしまう」ことであった。そこで面接では，彼女の小学校時代からの生活史を振り返りながら，彼女の性格特徴（および自己感）を話題にした。その結果，徐々に彼女は「私はそれほど前向きでも，ポジティブでもない。本当は真面目人間で，物事をきちんとしなければ気が済まない質であると思う」と語り始めた。また人間関係に関しては，「まず他人の気持ちを考えてしまい，あれこれと悩むタイプ。自分がどうみられているのかも，すごく気になるタイプ」であることを内省した。

　その後D子は会社を退職し，現在は別の企業で事務職を行っている。母親との

> 関係も改善し，27歳時には以前から付き合っていた男性と結婚した。ちなみに現在のD子は30歳であるが，これまでうつ病の再発はみられていない。

　D子は多分にメランコリー親和型性格をもった女性である思われる。筆者は彼女に，メランコリー親和型性格の特徴と，うつ病に至るプロセス（p48参照）を説明した。彼女は筆者の説明が，自身の特徴を的確に表していることを認め，この性格がもつ優れた点と弱点とを常に考慮しながら，その後の人生を送り始めた。現在までうつ病の再発が防げている要因の1つは，ここにあると思われる。

　なお彼女は過去を振り返り，「これまではメランコリー親和型性格に対し，暗いイメージ，堅いイメージがあり，私自身がそれを否認していたのだと思う」と語っていたことを付言しておく。

第 II 部
応用編

　第Ⅰ部の基礎編では，発達障害の代表であるASD，またいわゆる内因性精神病の代表である，統合失調症とうつ病の患者さんの精神病理学的（臨床心理学的），人間学的な臨床モデルを提示した。とくにASD者からは，人のこころの構造や機能の基本的なあり方が理解され，内因性精神病の臨床モデルからは，深い病態にある患者さんたちの内界の様子が理解しやすくなったのではないかと思う。

　しかし本書の冒頭でも触れたように，臨床現場では，以上を理解したとしても，診断や対応に戸惑う事例に遭遇することが少なくない。そこで応用編では，統合失調症と同様の幻覚・妄想状態，およびうつ病と同様の抑うつ状態を呈しながら，実際には異なった診断や対応を行う必要のある病態について，いくつか述べてみたい。

第1章 幻覚・妄想状態を呈する精神疾患とその理解

　幻覚・妄想状態を呈している患者さんのこころの理解では，統合失調症の急性期症例がモデルの軸となる。しかし臨床現場で気をつけなければならないのは，統合失調症と誤診されやすい他の疾患の幻覚・妄想事例である。われわれがいったん，これらの患者さんを「統合失調症」と思い込んでしまうと，操作的診断基準では鑑別困難なことが少なくないからである。ここでは，統合失調感情障害（かつての「非定型精神病」）者と，自閉スペクトラム症（ASD）者，およびうつ病圏の高齢者にみられる幻覚妄想状態の特徴に注目したい。

第1節　統合失調感情障害の幻覚・妄想状態——いわゆる非定型精神病の幻覚・妄想状態

1　わが国における非定型精神病の概念について

●統合失調症スペクトラム障害と非定型精神病

　DSM-5 の診断基準をみると，「統合失調症は統合失調症スペクトラム障害および他の精神病性障害群(Schizophrenia Spectrum and other Psychotic Disorders)」というカテゴリーの中に収められている。このカテゴリーには統合失調症の診断基準の特徴がすべては満たされていないか，感情障害などの別の精神障害の特徴が同時にみられる疾患が包含されている。当カテゴリー内の諸疾患の鑑別では，主に症状の持続時間と該当する精神症状の種類，数が問題とされている。

　さてこのようにみると，統合失調症とここに含まれる他の諸疾患とは，単に「持続時間」と「症状の種類，数」のみの相違にすぎないように受け取られるが，実際には当事者の人物像も，精神病理も，また薬物療法や精神療法的アプローチもかなり異なっている。実はわが国では，歴史的に「非定型精神病」という概念があり，この疾患群の患者さんの性格や人物像，家族像，そして精神症状の特徴などが詳しく研究され，さまざまな角度から統合失調症との異同が論じられてきた。なおここでいう「非定型」という用語には，内因性精神病でありながら，統合失調症やうつ病（躁うつ病）のような定型的な病像や経過を示さないという意味が込められている。

　残念ながら，今日非定型精神病という概念は，精神医学の表舞台からは消失し，多

くの若き精神科医にとっては歴史的，古典的な概念としての意味しかもたないかもしれない。強いていえば，それは今日の操作的診断基準では統合失調感情障害(Schizo-affective Disorder)に当てはまるが，中には短期精神病性障害(Brief Psychiatric Disorder)や統合失調症様障害に該当するものもある。しかし操作的診断概念からは，それに罹患した人の「こころ」までは理解しがたいため，ここでは「非定型精神病」の臨床研究から，統合失調感情障害(および短期精神病性障害)の患者さんの「こころ」の理解を試みたい。

● **統合失調感情障害と短期精神病性障害について**

　まず，DSM-5の統合失調感情障害(Schizoaffective Disorder)について確認しておく。この障害の特徴は，診断基準に依拠すれば，統合失調症と感情障害との両方の特徴をもつ点にある。またこの病態の考え方には，以下の6つが存在する。すなわち，①気分症状をもっている統合失調症，②統合失調症症状をもっている気分障害，③気分障害と統合失調症の両方をもっている病態，④統合失調症とも気分障害とも関連のない第3の精神病，⑤統合失調症−気分障害連続体上に位置する障害，および⑥上記のいずれかが組み合わさったものである[72]。DSM-5では，そのいずれの考え方に依拠した場合であっても，統合失調感情障害の診断自体は成立することになるのである。

　この疾患の症状の出現の仕方についても触れておく。統合失調感情障害では，一続きの疾病期間中に気分エピソード(抑うつエピソードないし躁病エピソード)が統合失調症症状と同時に存在することが必須である。また疾病の生涯持続期間中に，気分エピソードを伴わない幻覚・妄想の存在が2週間以上あること，および気分エピソードは，疾病の活動期と残遺期を合わせて，その半分以上を占めていることが必要とされる。

　DSM-5の短期精神病性障害に関しても確認しておく。この障害では，1日以上1か月未満という疾病期間が最大の特徴であり，その間には統合失調症性の症状が少なくとも1つみられる(妄想ないし幻覚は必須)。患者は原則的に完全寛解に至り，病前の機能状態まで戻る。すなわち短期精神病性障害は，急性・一過性の精神病症候群である[72]。

　さて，このような診断概念は，たしかに理論的には納得しうるが，実際の患者さんの姿は，きわめて動的(ダイナミック)である。この診断概念では，その動的な特徴が欠けており，臨床的とはいえない。そこで次に，従来の非定型精神病の概念(多分に動的な特徴が含まれている)を説明する。

● **非定型精神病とは**

　先述のように，非定型精神病は，歴史的には統合失調症とも気分障害ともいえない(非定型な病像や経過をもつ)内因性精神病として注目されてきた概念である。その特徴を記載すれば，①発病がおおむね急性で，予後は一般に良好であるが，再発の傾向がある，②基本的な症状は，情動・精神運動性障害および意識の変容であり，臨床像としては急性幻覚，錯乱・せん妄状態，夢幻様状態など多彩である，③情動・精神運

動性障害は双極性に変化する傾向がある，④病前性格は一般に現実志向的で対人関係もよい例が多い，となる[17]。統合失調感情障害や短期精神病性障害の症状記載との相違は，臨床像の中に錯乱・せん妄状態，夢幻様状態などが含まれている点である。この中でもとくに夢幻様状態は，当疾患群の最大の特徴であるとも指摘されており[16]，現代精神医学ではあまり注目されなくなった「意識変容」こそが，当疾患の精神病理の基底に存在している病態と換言することもできる。

　さてこのような非定型精神病の病因論や病態論に関しては，歴史的に3つの視点があった。すなわち，統合失調症と気分障害の中間帯とみる立場(統合失調症-気分障害連続体を前提とした考え方)，上記2疾患の混合とみる立場(統合失調症と気分障害とを独立した疾患と前提し，その上で両者が混合した病態とみる考え方)，そして両者のいずれとも異なる第3の内因性精神病とみる立場である(註1)。このうち本邦では，わが国における非定型精神病研究の礎を築いた満田[96-98]，鳩谷[24]以来，独立した疾患として捉える立場が優勢であり，やはり上述の意識変容こそが，第3の内因性精神病たりうる所以と考えられている。

> **註1** 先述の統合失調感情障害の病態の考え方は，このような非定型精神病の病因・病態論を引き継いだものである。

2 非定型精神病者の幻覚・妄想状態(急性期の病像)

症例　E子　35歳　女性　主婦(文献35より改変して引用)

　地方の精神科病院で治療に携わった女性例である。E子には，これまでに数回の入院歴があるが，ここ2年以上は外来通院が途絶えていた。以前の主治医は，転勤のためすでに退職しており，筆者に彼女の診察依頼があった。看護師からの情報では，「たぶん統合失調症の患者さんで，結構な『大物』ですよ！」とのこと。診療録の診断欄には，統合失調症，躁うつ病(双極性障害)の記載が並んでいた。

初診時の光景

　以下は，筆者初診時の診察室の光景を描写したものである。
　E子は夫に連れられて入室してきた。彼女が着席する間もなく，いきなり夫から「頼みますので，入院させてやってください。いつものことで，家ではどうにもならない」という言葉が飛び出した。するとその途端，今度はE子から，「あんたが浮気しているからいけないのでしょう！　だいたいあんたは霊を追い出そうとした。霊を粗末にして，これじゃあ子ども(小学校1年生の女児)だって守れないでしょう！」と意味不明な罵声が室内に響いた。E子の顔面は紅潮し，大きく開眼した表情が印象的であった(「目が座った」表情)。筆者が彼女に着席を促しても，彼

女は唐突に診察室の窓の外を見て拝み始めたり，ズボンを捲り上げて脛をさすったりし，一向に指示に従ってくれない。そこで看護師が「とにかくE子さん座りましょう」と彼女の背中に手を当てると，大声で「触るな！」と叫び，「汚れた手で触られると，霊が見えなくなる！」「動いていないとおかしくなってしまうのだよ！」と，今度は看護師を罵倒するありさまである（いわゆる精神運動興奮状態）。

E子の様子を観察しながら，夫から情報を得たところ，彼女には受診前に感染症などの病歴はなく，また他の身体疾患や，薬物の使用歴もないという。ただ気分の変動は激しく，またこれまでにも今回と同様の状態は繰り返しみられたとのことであった。そうこうしているうちに，E子の行動は突如停止し，どこか遠方を凝視し始めた。彼女の表情は，あたかも恍惚状態を思わせ，彼女の口元では，「マリア様の光」という独語が発せられていた。しかし1分もしないうちに彼女はまた大きく開眼し，今度は筆者の白衣のポケットに注目し，「これはペンでしょう，これは名札でしょう，これは聴診器でしょう」，と1つひとつ確認するかのように言い始めた。

E子との会話

ここで筆者は彼女に着席を促すと，今度は彼女は素直に着席した。
「E子さんですね？」「はい」
「今，マリア様が見えましたか？」「どこかに消えてしまいました」
「その前は，霊と話をしていたのですか？」「そうです。姉の霊だと思います」
「お姉さんは？」「私が中学生のときに亡くなりました」
「悲しい体験でしたね」「はい。時々姉の霊が私の足に入ってくる」
「どうしてお姉さんの霊とわかる？」「なんか世界中が守られている感じだから」
「直感でそう感じる？」「直感だけど間違いない。あっ！（E子は脛をさすり始めた）」
「……大丈夫？」「大丈夫」
「霊が足に入っていた？」「いるいる。大切にしなければ」
「大切にしないと？」「大変なことになります。子どもも夫も命を奪われる。世界が転覆する。怖いんです！……」
「ところでご主人が浮気していると言っていたけれど」「している。主人の表情と動作でわかる」
「相手の方は？」「それが姿をみせない。巧妙な相手。絶対に姿をみせようとしない」
「不安？」「不安ですし，夫には私の真意が伝わらない。……先生が私の主治医ですか？　よろしくお願いします（妙に素直である。その後，数分会話が交わされる）」
「ご主人は入院を希望していますが？」「でも入院期間中，夫が何するかわからない。子どもを守ってあげられない。私には仕事もたくさん残っている」
「主婦業は大変？」「主婦業以外にも，世界平和のための仕事が」
「そのような仕事もしているのですね」「○○産業の従業員さんに食事を届けなければ」

「?」「だって体に有害な物質が入ると体調を崩し，世界の秩序も乱れるでしょう！」

「そう信じているのですね？」「そうですよ」

「ところで〇〇産業って？」「(自宅周辺の)道路工事を担当している会社です。たぶん神に選ばれた会社。だからちゃんと栄養のバランスを考えて，カロリーも考えて，お昼の食事を届けなければならない」

「その仕事をしないとあなたは？」「発狂してしまいます」

「自分が発狂しないためにもその任務は必要ということ？」「そう。先生は話がわかるじゃない！　私は全部頭で考えて行動しています。でないと発狂してしまう。これはいくら夫に話してもわかってもらえない(急に大声で泣き始める)」

「私のペンや名札を確認していたのは？」「(私が)狂っていないか確かめていたんです」

「ひょっとしてあなたのいる世界は，いくら確かめても，それを納得する前にどんどん変わっていってしまっているのでは？」「そう。もう何が何だかわからない」

約1時間の診察を経て，E子は閉鎖病棟に医療保護入院となった。

● **非定型精神病(統合失調感情障害)の急性期像(病相期病像)——幻覚・妄想と気分の変動**

　E子の急性期の状態像は支離滅裂であるが，これを幻覚・妄想状態と解釈することもできる。ただその際の幻覚は，幻視や体感幻覚が主体で，とくに「霊」「神」「マリア様」といった超越的な対象が目立ち，また彼女の妄想世界では，霊や神への忠誠，それに背くと家庭や生活環境が破滅させられるといった恐怖に満ちていることが感じ取られた。それを(誇大的色彩を帯びた)被害妄想と捉えれば，一見DSM-5の統合失調症の診断基準Aを満たしているようにも思われる。

　しかしその内容はどこか神話の世界を思わせる蒼古的な世界であり，したがって自己の成立の危機を抱え，他者の思惑に圧倒されて不安に怯える統合失調症の体験世界(p18〜26参照)とは異なっている。妄想世界におけるE子の不安(「子どもも夫も，命が奪われる」といった霊の力に圧倒されそうな差し迫った恐怖体験や，目に見えぬ浮気相手に夫を奪われるという不安体験)は，自己の成立そのものをめぐるものではない。さらに注目されるのが気分の特異性であり，彼女の場合，「霊に守られている」「マリア様が顕れた」「世界平和のための仕事で忙しい」といった誇大的色彩を帯びた状態(情態)と，上述の不安(と多少の抑うつ気分)とが目まぐるしく入れ替わっていた。少なくとも彼女は一種の気分障害の特徴をも併せもっていたといえる。

● **非定型精神病(統合失調感情障害)の急性期像(病相期病像)——意識の変容**

　ここで彼女の診断作業は，統合失調症から統合失調感情障害(非定型精神病)の方向

に向かう。そこで彼女の病像をもう少し詳しくみると，彼女の病態は単に幻覚・妄想（や感情障害）では捉えきれない独特な様相を呈していたことがわかる。そこで思い浮かばれるのが意識変容という概念である。

この視点で彼女の内界を推察してみると，そこでは，①あたかも健常者の夢の世界のように，いろいろな場面が変転しており，②時にそれは恍惚状態にまで至るような神秘的な体験があった可能性がある。③また意識変容の中で彼女は，霊や神といった象徴的存在に出会い，④彼女自身は神や霊の意を汲んで，現実世界で周囲の人を救う役割を担っているらしく，逆にそれが実現しないと，自分たちの生活が破滅してしまう恐怖ももっていた（妄想主題）。⑤一方で彼女自身は現実世界をも重視しており，現実にしがみつこうとさまざまな対処（筆者の持ち物の確認など）をも行っていたようであった。ただその対処行動（coping）は，周囲からはかえって「病気の症状」と捉えられる危険があり，対処を行おうとすればするほど，彼女は孤独を体験していることが推察された[30, 35]。

実はこれが，非定型精神病の急性期にみられやすい精神病理ともいえ，とにかくそこでは「意識変容」がキーワードとなる。たとえE子に統合失調感情障害の診断が妥当と思われても，彼女の病理の理解には，この視点が肝要となろう（註2）。

註2 歴史を紐解くと，このような病者の理解には，「夢幻様体験型」という概念が参考になる。これは Mayer-Gross, W.[94] が，豊富な幻想的体験内容と意識混濁を特徴とする患者の自己描写をもとに提唱した内因性精神病患者の病像ないし疾患類型である。病像の特徴は，意識変容の中で，多彩な幻視や錯視が強い情動を伴って種々の情景を作っていくが，それが完結することなく次々と交代してしまう点にある。したがって健常者の夢の体験にも似ており，それが夢幻様と呼ばれる所以である。彼らの内的体験の主題を筆者[36]なりにまとめると，①自分が現実世界において苦境に立たされ，②そのような自分が神によって救われる，③（現実の）他者もまた救われる運命にあるが，その救出のために自分が重要な役割を担っている（ときに特殊な力をもっている），④この道程は苦難に満ちたものであるが，⑤いかなる場面においても，その苦難に打ち勝つために自分は闘わなければならない，といったものとなる。

この体験型も，今日の操作的診断基準では，その多くが統合失調感情障害に該当するであろうが，その診断基準では，このような意識変容という状態やダイナミックな力動は捉えきれないのが現状である。

症例　E子──生活史と現病歴

ここで非定型精神病である前述のE子の生活史と現病歴を，簡潔に記載しておく。

生活史

E子は大都市近郊で2人姉妹の第2子として誕生（姉はE子が中学生のときに病死），生来物静かで内気，消極的，受動的である一方，想像力に富む性格傾向であった。幼少時を振り返ってE子は，「頭の中で勝手に空想していると，いろいろな人やキャラクターがみえていた」とも語る。E子は地元の中学校を比較的優秀な成績で卒業後，美容専門学校に通い，5年間美容師として働いた。母親によれば彼女には「堅いところと，情に流されるところとの両面があった」という。21歳時，現夫と見合い結婚をし，その後彼女は「夫に気を遣いながら生活」していた。なお夫によれば，彼女は「とても情の深い人間であるが，曲がったことが嫌いで，いったん正しいと信じたらその道を突き進む人」とのことである。

現病歴・治療歴

23歳時にE子は長女を出産，その3か月後からE子は多弁，多動となり，まもなく彼女には「夫が浮気している」という嫉妬妄想が出現，不眠や徘徊も目立ち，精神科病院で4か月間の入院治療を受けた。25歳時にも同様の状態で入院したが，いずれも症状は完全に消失した。長女が小学校入学後，E子は積極的に近所付き合いを始め，彼女の言によれば「ルールに従って誠心誠意付き合っていた」という。28歳時，友人との諍いを契機に不眠，多弁，多動が出現，「私には霊感がある」と語り3回目の入院治療を受けた。退院後，再び彼女は夫に「気を遣いながら」家事を熱心に行ったが，頻回に上記症状が出現し，35歳時に筆者が主治医になるまで，さらに2回の入院歴がある。

35歳時，夫との口論を契機に，E子は多弁，多動，易刺激的になり，まず1週間の過密な行動計画を立てて卓球，水泳，PTA，近所付き合いなどを行い，また近所の道路工事現場の作業員に「栄養を考えながら」弁当や間食を届け始めた。このような状態が3週間ほど続いたあと，E子は「霊が足に入ってきた」と実母に頻回に電話をかけ，言動にもまとまりを欠き始めた。そのため彼女は，夫に連れられて筆者の外来を受診したのであった。

● **非定型精神病（統合失調感情障害）患者の生き方と急性期の体験世界**

E子の生活史や病歴からも彷彿とされるように，非定型精神病患者さんにおける急性期（病相期）の内界と普段の生き方との間には，どこか連続する点が存在する。

ただこれまでの非定型精神病患者さんの性格（病前性格）研究では，多種多様な見解[30,41]が出され，特定はできないのが現実である。例を挙げれば人当たりのよさ，気遣い，明るさなどKretchmer, E.[86]のいう循環気質が強調された記述[17,103]，几帳面，真面目，熱中性など下田の執着気質（p90参照）が強調された記述[17,134]，頑固，鈍重などKretchmerの粘着気質ないしてんかん気質の記述[96]，内閉，消極性など統合失調気質を推察させる記述[98,127]，さらには依存性や未熟性に注目した記述[60,98]など実に千差万別である。おそらくこれは，非定型精神病の概念が，いくつかの医学的疾患の集合体の可能性があることを反映したものなのであろう（註3）。

> **註3** **非定型精神病の亜型**：非定型精神病には，以前より臨床精神医学的にいくつかの亜型が存在するといわれてきた．なかでも Leonhard, K.[90,91] による興奮−制止性錯乱精神病（Verwirrtheitspsychose），多動−無動性運動精神病（Motilitätspsychose），不安・恍惚精神病（Angst-Glücks-Psychose）の分類は著名である．このうち前2者は，DSM-5 では緊張病（Catatonia）ないし短期精神病性障害に近く，不安・恍惚精神病は統合失調感情障害に近い概念とみられる．

しかし非定型精神病の中でも，E子のような夢幻様状態，さらには恍惚状態がみられやすい成人（Leonhard, K. のいう不安・恍惚精神病）に注目すると，人物像はもう少し具体化してくる．つまり彼らには，情の深さと周囲の人々（E子の場合は夫や子ども）への献身の姿勢が目立ち，しかも彼らが求める献身は無条件であり，究極的には相手との一体化欲求もみられるのである．E子の神への無条件の帰依もその一連の流れで解釈しうるものである．一方で彼らの特徴は，E子にも垣間見られたように，理性への強い志向性をも併せもつ（例えば「付き合い方のルールに従う」）．つまり彼らの内界では，情への没入傾向と理性への固執という2つの方向性の相克がみられるのである（註4）．

> **註4** **イントラフェストゥムの病理**：この情への没入傾向は，すべてを投げ打って対象に同化しようとする力動であり，p19 で触れた木村の時間論[80]でいうと，アンテフェストゥムともポストフェストゥムとも異なった（自己−世界への関わり方を反映した）時間構造といえる．ちなみに木村は，このような時間構造をイントラフェストゥム（「祝祭の最中」の意味）と命名している．これは内因性の躁病やてんかん者にみられやすい時間構造であるが，非定型精神病（とくに Leonhard, K. のいう不安・恍惚精神病）の人たちにもこの傾向は強くみられる．つまり彼らは，始終「祝祭の最中」の感覚，つまり現在の瞬間を生き，その中で宇宙や万人と癒合しようとする姿勢をもつ．

いずれにしても，症状や状態像で述べてしまえば，同じ幻覚・妄想状態を呈する疾患であっても，統合失調症の人たちと非定型精神病の人たちとでは，そもそもの生き方が異なることが理解できよう．そして非定型精神病の急性期では，対象への無条件の帰依に向けて強い情動が働くこと，しかし同時に彼らはそれによる「発狂」を恐れ，理性によるコントロールを強く試みること（理性の発動にもまた駆り立てられること），しかし結局は，夢幻様状態の中で，目まぐるしく変化する情景に翻弄され，強い不安を体験していることがみてとれた．

● **非定型精神病患者の急性期（病相期）の精神療法のポイント**

以上より，非定型精神病患者さんの急性期（病相期）への接し方のポイントは次のよ

うになろう。

▶①急性期(病相期)の体験世界に共感を示す

まず，彼らが体験している夢にも似た意識変容(夢幻様状態)の世界を推察し，彼らの恐怖や苦悩，さらには苦労の理解に努めること，そして彼らが求めてやまない，対象との一体化要求を理解することであろう。ここでは「あなたは，周りの人を守りたいのですね」「あなたは，周りの人に尽くしたいのですね」といった確認の言葉が有効と思われる。

▶②患者の対処行動に一定の理解を示す

また同時に，彼らには理性による対処(coping)がみられることも知っておくことが重要といえる。ちなみに彼らにみられる対処は，たとえ常識を逸脱した行為であっても，やみくもに制止しない方がよいと思う。なぜならそれは，「発狂」(自己の解体)に対する対処行動の意味をもっており，それを制止することは，患者の自己の解体に対する恐怖を増大させかねないからである。ここでは「あなたは，動いていないと，おかしくなってしまいそうなのですね」といった確認が，患者さんとの信頼関係を育む上で有効と思われる。

▶③患者の内省能力に注目して治療に導く

さて，ここからが治療への導入となるが，そこでは病気(ないし「発狂」への怖さ)に対する内省姿勢を刺激し，薬物療法の導入に導くこと，その際には必ず治癒が見込める疾患であると保証することが効果的であると思う。内省姿勢の刺激の際は，例えば「動いていないとおかしくなってしまうことはわかりました。しかしこのまま動き続けると身体が悲鳴を上げてしまいます。ここ何日も寝ていないでしょうから，とにかく十分な睡眠だけでもとりましょう」といった表現がよいであろう。

ちなみにE子は，以上のような精神療法の効果もあって，約1時間の面接で入院治療に誘導することができた。また入院中に彼女は，「夫の浮気」に関する発言に対して，「夫への無条件の献身や夫との一体化願望」と，それがかなわないことへの不安が存在していたこと，「姉の霊」の発言に対しては，亡き姉への強い思いと，「姉に完全に守られたい」という願望，そしてそれがかなわないことへの強い不安が込められていることを語った。

● 非定型精神病の再発予防のための精神療法

E子はその後も，5回の入退院を繰り返している。病相期に至る経過はいずれも急激で，また状態像もほぼ同じである。

E子に限らず非定型精神病患者の多くでは，病間期の適応は良好なことが多い。しかし彼らの生き方は，基本的に病相期と共通性があり，彼らは一方で何かにのめり込む志向性を，他方で理性とともに生きる志向性をもっている。それはどこか無理な生き方でもあり，そこに再発の危機が孕まれている。再発の契機となるのは，彼ら自身が(偶然にも)何かにのめり込まざるを得ないような事態である。例えば縁談，恋愛，結婚にまつわる問題，土地の売買，研修，選挙，さらに災害などがそれに当たる[128]。

したがって，急性期後ないし病間期の彼らに対しては，これらの契機を極力避けるように指導することが重要である[32]。

再発予防をめぐっては，病間期の精神療法が重要な位置を占める。その主なポイントは，①彼らが，のめり込みと理性との両方の志向性をもつことを双方で確認し合うこと，その上で，②何かにのめり込まなければならない状況を極力避けるよう，繰り返し説明すること，そして③再発の徴候（とくに不眠）がみられたら，すぐに受診すること（非定型精神病の再発はきわめて急激である。例えば2〜3日間不眠がみられたら，その時点で使用薬物の増量を考慮することが望ましい）にあろう。

再発予防にあたっては，家族の協力も必須である。家族には，とくに本人の示す対処行動の意味を説明し，当人の視点に立ったサポートを依頼することが重要である。これは先述のように，本人が孤立無援の状況に陥ることを防ぎ，早期受診へと導きやすくするためである。

第2節　自閉スペクトラム症の幻覚・妄想状態

第Ⅰ部第1章で触れたように，成人の自閉スペクトラム症（ASD），とくにその高機能群は，現在の精神科臨床においてかなり注目されている。ここで問題となるのが，統合失調症と自閉スペクトラム症との異同である。とくに急性期の幻覚・妄想状態の病像だけをみると，両者の鑑別は困難なこともある。もちろんDSM-5に忠実に従えば，症状の持続期間から統合失調症の診断は除外可能なことが多いが，実際には彼らのASD型自己の機能特性（表1，p9参照）が，健常者からは陰性症状にみえてしまうため，それでも統合失調症の診断が下されることがあるのが現状である。また症状の持続期間だけを考えると，統合失調症スペクトラム障害近縁の障害との鑑別も問題となる。例えば短期精神病性障害，統合失調症様障害，統合失調感情障害，妄想性障害がその候補に挙げられる。そこでここでは，ASD者が示す幻覚妄想状態の精神病理を理解する必要が生じてくる。

1 ASD者の幻覚・妄想とは

●ASD型自己と一般型自己との認知のずれと，妄想様の訴え

生活史の中でASDの診断を受けてこなかった高機能ASD者では，職場でさまざまな問題が生じうることは，すでにp8で述べた通りである。そしてそれが，ASD型自己と一般型自己との機能の様態のずれから生じていることも，すでに説明した。ただ彼らは，しばしば「適応障害」を越えて種々の精神症状を呈し，その1つとして幻覚・妄想様の症状がみられやすい。しかしその病態は，統合失調症や統合失調感情障害の幻覚・妄想とは明らかに異なる。というよりも，ASD型自己の独特な機能のあり方（それを反映した彼らの言動）が，周囲からあたかも幻覚・妄想にみえてしまっているだけのことが少なくないのである。

例えばp13で提示したB氏は，面接の中でこのようにも語った。「職場では暗黙の
ルールをたくさん押し付けられる。明文化しない規則をたくさん作って，（会社は）僕
を試してきた」。この表現は，それだけを聞くと被害妄想と解釈することもできる。し
かしASD型自己と一般型自己（近代西欧型自己）との機能のあり方の相違を考えると，
ASD者からは，一般者の常識的な要請（あまりの常識のため，それが明文化されるこ
とはない）は理解できず，それが「了解不能のルール」と捉えられることになる。B氏の
場合，ここで上司に「合理的な説明」を求めたが，もちろん合理的な説明はなかった。
このような状況を考慮すると，彼が「周囲が僕を試す」と考えるのも了解可能となる[48]。

このような考え（妄想様の内容）は，本人の生活環境が変化すれば（例えば入院や休
職など），速やかに消失しやすい。タッチパネル状のASD型自己では，本人がパネル
上の別のウィンドウの世界に入り込むと，彼らには異なった世界が展開し，今度はそ
の世界を生き始めるからである（つまり「尾を引かない」）。いずれにしても，このよう
なASD者の言動を，妄想と捉えて，精神病圏の治療を導入しないことが肝要である。

● タイムスリップ現象と幻覚・妄想

もう1つ，精神病圏の幻覚・妄想状態と間違われやすいASD型自己の機能のあり
方を反映した現象として，杉山[129]のいうタイムスリップ現象が挙げられる。

▶タイムスリップ現象とは

そこでまず，この現象について筆者[48]の解釈を記述しておく。タッチパネル状の
ASD型自己では，個々の現実世界を生きる際に通常その世界専用のウィンドウを用
意しており，そこにその世界特有の規則を作っている。そして彼らは，そのウィンド
ウを開き，その中の規則をそのまま生きる傾向をもつ。例えば職場では職場のウィン
ドウ，家庭では家庭のウィンドウを用いる。しかし成人の高機能ASD者ともなる
と，実際にはかなり多くのウィンドウをもっている。彼らが社会に適応するために
は，常に適切なウィンドウを選択して開き，他のウィンドウが開くことのないように
気をつけなければならない。そのためにはパネル全体を操作するパネラー的な視点を
強く意識する必要がある。しかしストレスフルな環境で疲労が生じてくると，その意
識が弱まり，どのウィンドウであれ，勝手に（自動的に）開かれてしまう事態に陥りか
ねない。これがタイムスリップ現象の本態と思われる。

▶タイムスリップ現象と妄想様の訴え

ところでASD型自己における自身の存在様態は，開かれたウィンドウの対象に引
きつけられており[130]，そこで彼らは，ありありとした世界を体験する。したがって，
例えば仕事中に別のウィンドウが開かれると，大切な仕事中であっても，彼らは開か
れたウィンドウの世界を生き始めてしまう。その際には，今までの会話とは脈絡のな
い発言がみられたりする（これが診療中に生じれば，精神科医は「連合弛緩」と表現す
るであろう）。さらに開かれたウィンドウが，例えば過去のいじめられ体験のような
恐怖体験であったとしたら，ASD者の眼前には，そのときの光景がありありと展開
する。そこではいじめた相手の声が再生され，またその恐怖体験を（唐突に）口外する
こともあろう[48]。これは，周囲の者には了解不能な現象となる。精神科医であれば，

彼らが体験する声は幻聴〔幻声；ただし統合失調症のような超越的他者（p24参照）ではなく，具体的な他者のありありとした声〕，彼らが体験している世界は妄想世界と解釈することも考えられる。しかしこの病態は，先に述べた統合失調症性の妄想世界とは明らかに異なっているのである。

このようなタイムスリップ現象は，そのウィンドウが閉じられれば，急速に消失する。これまでASD者の幻覚・妄想に関しては，ファンタジーの世界への過度な没頭や認知様式の偏りの混乱を背景に，いじめ行為などの契機によって出現し，断片的で一過性，状況依存的であり体系化することはないこと[154]，妄想世界からの回復過程においても精神的エネルギー（エネルギーポテンシャル）の低下がなく，人格水準の低下も感じられず[132]，時に彼らは「何事もなかったかのように」淡々と現実を再び生きることが指摘されている。また幻覚の方が1次性であり，妄想は2次的なものであることも指摘されている[22]。これらはいずれも，タイムスリップ現象を念頭におくと，理解しやすいと思われる。

● ASD者の幻覚・妄想に対する精神療法のポイント

以上のようなASD者の幻覚・妄想様症状に対する精神療法にあたっては，統合失調症患者におけるような，自己の成立不全をめぐる不安や苦悩への理解は，原則として必要ない。むしろASD型自己と一般型自己との機能のあり方の相違に基づき，彼らが他者から受け続けてきた誤解や非難に対して，労いの言葉をかけることが，彼らの「こころ」にはフィットするであろう。さらにASD型自己の構造と機能を考えれば，彼らへの対応は，環境調整が主体となろう。つまり現在開かれているウィンドウを閉じて，別のウィンドウに転換させたり，新たなウィンドウを作成したりすることが有用と思われる。

ウィンドウを閉じるには，例えば一過性の入院治療や，休職（休学）など，別のウィンドウの作成を行うには，他の部署への転換などの配慮が有効と思われる。いずれにしても，このような具体的な案を本人や関係者と相談する行為自体が，彼らとの信頼関係を構築する鍵となろう。

もう1つ，彼らの幻覚・妄想様体験への精神療法のポイントとして，タイムスリップ現象への対応がある。上述のようにこの現象では，いつ当該のウィンドウが開かれるのか予測がつかない。たとえ休職や他部署への転換が行われたとしても，過去の体験のフラッシュバックと被害感は再燃しうるのである。これに対する精神療法としては，本人にあらかじめ「タイムスリップ現象」のメカニズムを説明しておき，そのウィンドウが開いた際の対応方法（coping）を，本人とともに模索することが挙げられる。筆者の臨床経験では，高機能ASD者は，個々に独特の対処方法をもっており，それはウィンドウを閉じたり，別のウィンドウを強制的に開けたりするための儀式的な行為である。例えば前者の例として，トイレの密室に一定時間こもったり，ジョギングなどの身体運動を行ったりするといった行為，後者の例として，（その人が鉄道ファンであれば）好きな鉄道写真を撮りに行ったり，（格闘技ファンであれば）格闘技教室に赴いたりする行為が挙げられる。ただ，このような対処行動が有効に機能するため

にも，少量の抗精神病薬および気分安定薬（抗てんかん薬）を持続的に服用することが望ましい点を付言しておく。

● ASD の幻覚・妄想様状態の症例

ここでは，幻覚・妄想様状態を呈して受診してきた一例を提示する。

症例 ▶ W 君　初診時 17 歳　男子　高校生

W 君は，東京近隣の高校に通う男子高校生で，以前より幻覚・妄想様の訴えがみられたという。とくにここ数日間は「挙動がおかしく」（担任教師の陳述），常に怯えており，片時もじっとしていられないため，担任教師が心配して受診してきた青年である。初診時は，両親と担任教師に付き添われて外来を訪れた。

初診時面接

W 君は入室するや否や，「あ，あ，H 先生ですか？」と筆者に声をかけてきた。視線は定まらず，診察室をあちこち見まわし，両下肢をやや開脚（いわゆるがにまた）したままバタバタと足踏みをし，殿部を後部に突き出した奇妙な姿であった。

「W さんですね？」「あ，あ，よろしくお願いします。H 先生ですか」

「そうです。H です。まずはお座りください」「はい」

「今，怖いことは？」「敵に取り囲まれています。奴らどこに潜んでいるのかわかんないんですよね」

「この部屋の中は，大丈夫ですよ」「H 先生，よろしくお願いします」

「ところで，敵に思い当たる節は？」「××という奴です。△△っていう奴。（母親が W 君の話を遮るようにして述べる）『それは小学校のときのことでしょう。××君も△△君も大阪の小学校の同級生でしょう。それ以来 1 度も会っていないでしょう。何度言ったらわかるの！』。でも，この間，学校の帰り道で顔を見かけたんだよ。スーパーの前に立ってこっちを見ていたんだよ。（母親）『そんなわけないでしょう。大阪から東京までわざわざ来るはずないでしょう』。でも見た！　僕の腹を蹴って，ズボンを下ろして。怖い！　みんなの前を歩かせるんだから。言うことをきかないと奴ら何をするかわかんない。家まで追いかけて殺すって言っている」

「それは今の話？」「小学校 5 年生の時の 5 月 18 日の午後 4 時 15 分のこと」

「よく時刻まで覚えているね！」「5.18 事件ですから。いつ奴らに襲われるかわかんない。怖いです」

「××君や△△君の声は，今聞こえている？」「聞こえます。はっきりと奴らの声とわかります」

「ひょっとしていじめられたときの場面が目の前に見えている？」「見えています。はっきりと見えています」

初診時は，以上のような会話が続いた。このときのW君の声調は甲高く，診察室に響き渡っていた。両親はW君の幻覚・妄想様の訴えに対し，その精神科的な問題性は認識しながらも，どこか辟易しているような印象がもたれた。母親は筆者に，「Wは何度も同じ話をしつこくするのです。親がそのようなことはないと言っても，すぐに忘れてしまって，5分もたたないうちにまた同じことを話し始める。とにかくしつこさに，こちらもおかしくなりそう」と述べていた。

初診時の評価

初診時面接から，たしかにW君には幻覚・妄想様の体験と，不安・困惑が認められると判断された。しかし「幻覚」はきわめてありありとしたものであり，それは再現された小学校時代のいじめられ体験と一致したものといえた。つまりそのときのW君の体験世界は，過去にタイムスリップしており，妄想様の訴えも，タイムスリップした体験内では実際に懸念されうることと理解された。

W君のぎこちない容姿，甲高い声などを総合すると，初診時点でASD（当時のPDD）が疑われたため，両親に発達史を尋ねることとした。なおW君自身に対しては，激しい困惑状態にあり，言動のまとまりが得られなかったため，一時的に入院治療を行うことになった（両親の希望もあった）。

発達史・生活史

W君は両親，弟の4人家族で生育した（中学年代まで大阪に住んだ）。始語や始歩に遅れは認められなかったが，幼児期から不器用さが目立ち，強い筆圧で乗り物の絵や路線図を繰り返し描いてるような子どもであった。幼稚園では仲間の脇で一人遊びをする姿，甲高い音や子どもの声に怯えて耳を塞ぐ姿が目立った。小学校に入っても概して1人で絵を描いて過ごしていたが，2年生の頃から他児へ「ちょっかいを出し」たり，顔を相手の間近まで近づけて話しかけたり，ニヤニヤしながら真面目な話をしたりしたため，級友から敬遠され，いじめられること多かった（W君のいう「5.18事件」は，このようなさなかに生じた出来事であったようである）。

中学校では，学業成績は比較的良好，鉄道関係の雑誌や時刻表を座右の書としていた。しかし唐突に級友に話しかけたり，たわいない会話が演説調になったりし，級友から「散々からかわれ」，一度は「ワルに取り囲まれた」という。なお本人は，現在この一件を「7.10事件（当日の日付）」と呼んでいる。

高校入学前にW君一家は東京近郊に転居，彼は首都圏の公立高校に入学した。そこでもW君は級友から「変人」と敬遠され，「どうしても普通になれない自分に苦しくなった」という。高校2年，修学旅行の班分けで孤立したW君は，体調不良と「イライラ感」を強く感じ，一時不登校となった。その間の彼は，自宅で雨戸を締め切り，物音に怯え，また「小学校時代のワルがいじめに来た」と道路まで何度も確認に行ったりしていたという。いったんこのような状態は改善され，再び登校するようになったW君であったが，徐々に学校でも不安・困惑状態が認められてきたため，上述のように精神科を受診してきたのである。

> **W君への対応（精神療法）**
>
> 入院後5日間は困惑状態が持続し，主治医や看護師に「病棟の下に奴らは来ていませんよね」と執拗に確認し続けた。このような状態に対しては，「大丈夫」という保障と抗精神病薬（リスペリドン；10 mg/日）の投与で対応し，入院6日目頃から比較的急速に不安は軽減してきた。
>
> 入院10日目，W君が落ち着きを取り戻したことを確認したのち，筆者は彼に，ASD型自己の特徴とタイムスリップ現象のメカニズムについて説明した。その上でいじめられ体験に関しては，W君の表現を援用して「5.18事件のウィンドウ」と命名し，明確な枠づけを行った。またこのウィンドウが開いたときの対応として，①まず頓服薬（リスペリドン；2 mg錠を1～2錠）を服用し，②ウィンドウが切り替わるまでの一定期間を自室で過ごす（学校内の場合は，トイレの個室などを使用），といった具体的な方策（対処行動）を確立した。なお，②に関しては，周囲からの誤解を防ぐために，それが具体的な対処行動であることを両親や担任教師にも説明しておいた。

> **その後の経過**
>
> W君は約3週間後に退院，入院中に行ったWAIS-Ⅲ知能検査ではFIQ；102，VIQ；106，PIQ；96であった。退院後は登校を再開，現在は大学に進学している。現在もなお，濃密な交友関係を築かざるを得ない状況に立たされると，「5.18事件」や「7.10事件」にまつわる同じ内容の「妄想」が出現する。
>
> なお本人によれば，「人の気持ちを読まなければならないと考えると，小学校時代にワルたちに取り囲まれ，しつこくお尻を蹴られたり，髪の毛を引っ張られたりしたことが蘇って怖くなり，そいつらの足音や声が聞こえてくる」とのことである。

2 ASD者と統合失調症患者との異同をめぐって

●「陰性症状」とは

以上から，高機能ASD者の「幻覚・妄想」の意味と対応方法が，統合失調症圏のそれと異なることが理解できたと思う。もちろん彼らの中にも，より統合失調症性の病理を反映した幻覚・妄想状態を呈する症例が存在しうるが[50]，筆者の臨床経験では，それほど多くはない。しかし，それでもASD者の臨床現場での容姿は，統合失調症患者と区別しにくいところがある。それが，上述の陰性症状をめぐる両者の類似点の問題なのである。

例えば，DSM-5のASDの診断項目Aに記載されている特徴は，（とくに慢性期の）統合失調症をイメージして読むと，その陰性症状と重なってしまう。これはそもそも陰性症状が，健常者に期待されている社会的機能の障害という視点に立った現象だからである。つまりASD者も統合失調症の人たちも，この視点では共通するところがあるのである。とくに破瓜型の人たちの場合，近代西欧型自己の自己像を追い求めつ

つも，最終的には〔精神的エネルギー（エネルギーポテンシャル）が低下して〕それを半ば放棄して，格子型自己そのものを生き始める傾向がある。こうなるとその精神行動特性は，ASD 者のそれとさらに類似してくることになる。たしかに表1(p9)で述べた高機能 ASD 者の精神行動特性と，表2(p33)で述べた統合失調症患者（とくに破瓜型）のそれとは，類似点が多い[50]。

例えば統合失調症慢性期の①基底症状（とくに情緒的な共感性の低下）は，ASD 者の「人の気持ちを読めない」「場の空気を読めない」「暗黙のルールがわからない」「気持ちが自然に通じ合えない」といった精神行動特性に通じ，②「経験」化不全は，ASD 者の「応用が利きにくい（経験化不全）」のみならず，「暗黙のルールがわからない」「きわめて不器用」「機械のような人」といった精神行動特性に通じる。④連合弛緩は，ASD 者の「言っていることがよくわからない」に該当するであろう。統合失調症の特徴である⑰巧みな少数者といった生き方は，高機能 ASD 者の生き方の方を，むしろ反映しているようにもみえる。

● **陰性症状がみられても，やはり ASD 者の特徴はつかめる**

では ASD と破瓜型統合失調症（とくに慢性期）とは，どこで見分ければよいのであろうか？　そこでもう一度，2つの障害の相違を簡潔に述べておく。

成人の ASD 者の本態は，あくまでも格子状原図をもとに ASD 型自己を発達させるところにある。つまり彼らは，ASD 型自己に基づいた認知，行動パターンをもち，それに基づいた価値観を形成していく（生涯にわたって形成し続けていく）発達的なマイノリティ[130]の人たちなのである。それは一般型自己（近代西欧型自己）からみれば異質で，こころの機能は不全を来しているようにみえてしまうが，それでも彼らの精神的エネルギー（エネルギーポテンシャル）は，ASD 型自己構造に基づいた機能の発揮に向けられる強さをもっている。

一方，統合失調症の本態とは，先述のように「自己の成立不全」を来している病態であり，格子型人間では破瓜型，放射型人間では妄想型の精神病理が展開する。彼らの精神的エネルギー（エネルギーポテンシャル）は，近代西欧型自己の成立に向けられ続け，それがかなわず2次的に[11]幻覚・妄想世界が展開してしまうのである。そして慢性期とは，このような精神的エネルギー（エネルギーポテンシャル）もまた低下した姿といえるのである（p30 参照）。

高機能 ASD 者も破瓜型統合失調症患者（とくに慢性期）も基本的には格子型の自己構造-機能が顕在化する。しかし大きな相違は，精神的エネルギー（エネルギーポテンシャル）の問題である。破瓜型統合失調症患者では，自己の全般的なエネルギーが低下し，各格子の内容もそれほど豊かとはいえない（たとえ豊かな部分があったとしても，自らそれを発展させていくエネルギーに低下がみられる）。一方，精神的エネルギー（エネルギーポテンシャル）の低下のない ASD 者では，格子の中にはその内容が実に豊かなものとなっていくものがある（註5）。臨床場面では，高機能 ASD 者の場合，一見「陰性症状」が前景に出ていながら，例えばある部分ではきわめてエネルギッシュな活動がみられることが多い。つまり部分的な（不自然な）エネルギーの発露が観

察される[45]。ここが ASD 者の特徴であり，もしこのような成人に出会った際には，発達史の確認が必要となろう。

註5 ここで思い出されるのが，Minkowski, E.[95]のいう「貧しい自閉」と「豊かな自閉」という精神医学用語である。慢性期破瓜型統合失調症の人たちの生きる世界はおおよそ前者に該当し，高機能 ASD 者の生きる世界は概して後者に該当するものと思われる。

● **幻覚・妄想と「陰性症状」が目立った ASD 症例**

以下に，幻覚・妄想状態と「陰性症状」がみられたために，破瓜型統合失調症として治療されてきた症例を提示する。

症例　F 氏　筆者初診時 31 歳　男性　無職（文献 45, 50 より改変して引用）

筆者初診時の印象

F 氏は，前主治医の転勤により筆者が担当となった外来患者である。申し送りでは発症後 10 年以上を経過した「慢性期の統合失調症の典型例」であった。たしかに診察室に現れた F 氏は，太り気味で髪の毛や髭が伸び，表情は弛緩しており，臨床家であれば誰もが馴染みのある慢性期の統合失調症患者の容姿であった。以下は，その当日の筆者の診療録の記述である。

「愛想よく深々と頭を下げてから，顔面の筋肉全体に力を入れ，眉毛を吊り上げて『わざとらしい笑み』を作りながら顔を挙げ，『先生よろしくおねがいいたします』と，やはり『わざとらしい声色』で挨拶した。（診療録の最初にある）症状欄にも記載されている『Manieriertheit（わざとらしさ）』がみてとれる」。

それに続く会話は一方的で，「先生は亀は好きですか？　そうですか。亀はいいですねえ。なーんか亀の気持ちが穏やかだから僕も穏やか。あっ，僕が穏やかだから亀も穏やかで幸せ。先生も幸せですね，ハハハ。いやあ今日は会えてよかった。ねっ？」といった調子であり，これも同じ症状欄に書かれていた「連合弛緩」という表現の特徴と一致した。

2 回目以降の診察の光景

2 回目以降の診察も，F 氏は機械的に同様の挨拶をし，かつ診察終了時に次回の診察日，時間を執拗に確認した（診察内容よりも，次回の予定の方が重要であるかのように感じられた）。また診察前には待合室で看護師に話しかけ，場に馴染まぬ甲高い声が診察室の中にまで響いてきた。そこに，精神的エネルギー（エネルギーポテンシャル）の全般的に低下した慢性期の統合失調症像とは異なる，不自然なエネルギーの発露が感じ取られた。

4 回目の診察時，以下のような会話がみられた。

「お父さんがねえ，疲れていてねえ」

「どこか身体が悪いの？」「あっ，ていうよりも喧嘩しちゃってね」

「お父さんとあなたが喧嘩した？」「大学受けようと思って，W大学とK大学とA大学とM大学とC大学と〜と〜と〜の赤本(大学入試過去問題集)を買ったらね，疲れちゃってね」

「あなたが疲れたの？」「違いますよ，お父さんが。で，僕を怒るんだよねえ」

「あなたは赤本，実際に全部読むの？」「いやだなあ先生，調子がよくなったら読もうと思って本棚に並べてあるんですよ。本当に読みますよ」

「毎年買っているの？」「はい，ハハハ。先生も買ってる？」

「私は受験生ではないよ」「あっ，そうか。お医者さんだから勉強しているのかなと思って。だって人生，一生勉強っていいますからね」

「それで私も赤本で勉強していると思ったの？」「まっ，それがしかりといったところですかね」

F氏の病歴確認

ここで，これまでに記載されているF氏の病歴を再確認した。

F氏は，高校2年の修学旅行時，急激に幻覚・妄想状態に陥った患者であった。このときは，旅先の総合病院の救急外来を受診，3日間の入院(精神科病棟)で多少静穏化されたのちに帰宅し，すぐに都内の精神科病院を受診して統合失調症の診断のもとに入院治療を受けた。入院当初は，被害妄想，迫害的な内容の幻聴・幻視を認めたがまもなく軽減，しかし妄想気分，妄想知覚はその後も断続的に認められたほか，突然の精神運動興奮，さらには「急速な人格の解体」もみられたという。そして約2か月後の退院時には，感情の平板化，全般的な意欲の低下，思考の途絶，連合弛緩，わざとらしい会話や表情が目立つと記載されている。

その後の彼は，淡々と外来を受診し続け，その間に高校を卒業したが，数回にわたって大学受験には失敗していた。その時期のカルテには，「連合弛緩」「集中力の低下」「発動性の低下」といった用語が繰り返し記載されており，この病歴を読む限り，前医の申し送り通り，統合失調症(とくに慢性期の破瓜型)が疑われた。

F氏の再評価

しかし，4回目の面接内容からは，たしかに連合弛緩が印象づけられるものの，F氏には「赤本」に対する突出したこだわりがあり，その点に関する不自然な心的エネルギーの発露が感じられた。そこで筆者がF氏に「こだわり」に関して尋ねたところ，それは選挙ポスター，電車の路線図，車のパンフレットなど数種類に及び，しかもそれらを取得するために，F氏は選挙事務所，駅の事務室，車のショールームなどへ精力的に赴き，その執拗さゆえに自宅に苦情が殺到していることが判明した。そこで筆者は両親から発達史を再度聴取した。両親は筆者の前で堰を切ったように，これまでのF氏との「生活上の苦労」を吐露した。

F氏の発達史の再確認

F氏は満期正常産，出生時体重は3,100gであった。母親によれば抱き心地が悪く，あやしても微笑み返しはなく，視線があまり合わなかったという。始歩は1歳

5か月,始語は1歳9か月であったが,幼稚園時代まで意味不明な単語を発していた。3歳頃よりF氏は,1人でミニカーを並べたり道路標識や電車の路線図などの絵を強い筆圧で何枚も描いたりし,母親が声をかけても会話は長く続かなかった。弟にも関心を示さず,しばしば執拗に耳を強く引っ張るなど「物のように扱って」いた。

幼稚園に入園後もF氏は友達と遊ぼうとせず,1人で蟻の動きを見ていることが多く,また他の児童の発する甲高い声に耳を塞いでいた。幼稚園教師からは「集団行動がとれず,常に自己流の動きをする」と指摘された。身体の動きはぎこちなく,横目で人や物を見たり回転椅子で身体を回し続けたり,眼瞼を指で強く押す動作が目立ったため,両親から再三注意された。また通園の道順が変わると混乱し,「手がつけられなくなった」という。

小学校では,図工や体育が不得手であった反面,数字や漢字に興味をもち,全体の成績は中の上であった。またF氏は縦書きの教科書について,「ページのめくり方が逆なのでいや」と述べた。交友関係は,友人から誘われればついて行ったが,自ら一緒に遊ぼうとはしなかった。母親によれば,「友人から手をつながれると突然逃げ出してしまったり,遊びに関わられるとかんしゃくを起こしてしまったり,友人家族と食事に出かけても,あらかじめ自分で決めていたメニューにこだわり,その変更がきかなかったりして,せっかくの友人も離れていった」とのことである。なおF氏は,小学校2年生の頃より自動車や鉄道の雑誌を毎月購入し,それらを自室にきれいに並べ,必ず最初のページから読んでいたという。また車の車種,駅名などはすべて暗記していた。生活はパターン化し,食事や入浴の順序が異なると不機嫌になったようでもあった。

F氏は,発症時の幻覚・妄想様の状態と,その後の「陰性症状」によって,統合失調症(破瓜型)として治療を受けてきた事例である。しかし発達史を調べると,彼はDSM-5のASDの診断基準を満たしていた。このような事例は,時に診療場面で出会うが,ここまでで述べてきたように,統合失調症患者とASD者とでは,対応の仕方がずいぶんと異なる。やはり両者を正確に見極める眼が必要といえよう。

● **高機能ASD者の幻覚・妄想を見分ける際のポイント**

以下に,高機能ASD者にみられる幻覚・妄想様の症状(訴え)を見極める際のポイントを列記しておく。
・ありありとした幻覚が存在する。
・妄想の対象が具体的な人物である。
・幻覚・妄想は,環境の変化で,急速に消退する。
・患者の容姿が,慢性期破瓜型統合失調症患者の陰性症状のようにみえても,不自然なエネルギーの発露が目立つ。

第3節 高齢者の幻覚・妄想状態――うつ病との関連

●うつ病における妄想

　幻覚・妄想などのいわゆる精神病性の症状は，うつ病においても認められることがある。DSM-5においても，抑うつ症群の特定用語として，「精神病性の特徴を伴う：妄想および/または幻覚が存在する」という項目が設けられている。ちなみにこの項目は，「気分に一致する精神病性の特徴を伴う」と「気分に一致しない精神病性の特徴を伴う」とに区別され，前者は，個人の不全感，罪責感，病気，死，虚無感，報いとしての処罰など，典型的な抑うつ性の主題と一致するもの，後者はその主題からかけ離れてしまったものを指す。

　筆者の印象では，高齢の域に達したうつ病（ないし双極性障害が疑われる）患者の中には，初診時に妄想をはじめとする精神病性症状が前景を占め，統合失調症との区別がつきにくい人たちがいる。たしかに妄想主題が，明らかにDSM-5の「気分に一致する」範囲にあれば，それをうつ病性の貧困妄想，罪責妄想，心気妄想として理解することも可能となろうが，主題の中に被害性が入り込むと，周囲の人たちから本人の生活史を詳細に聞かない限り，診断が難しくなる。しかもこのような患者さんの容姿は，時に硬く，情緒性が感じられず，拒絶性が強いことがある。したがって一部の慢性期の破瓜型統合失調症，ないし晩発性の統合失調症と区別がつきにくいのである。

症例　M氏　初診時67歳　男性　農業（文献39より改変して引用）

　家族によって精神科外来に連れられてきた男性である。彼の表情はきわめて硬く，視線を筆者に合わせることもなく，質問をほとんど拒絶するといた状態であった。そこで家族から本人の様子を聞くと，以下のようなことが判明した。

家族からの現病歴の聴取

　すなわちM氏は，地元の名家の当主であり，公務員を退職したあとは，代々続けてきた農業に携わっていた（家族によれば「趣味程度」とのこと）。2か月ほど前（67歳の7月）から，M氏には持続的な咳と微熱が出現し，徐々に倦怠感が増大してきた。M氏はそのことをひどく気にし，かかりつけの医者を数回受診していた。一時は結核が疑われたものの，精査の結果それも否定された。しかしその後も彼は体調不全に悩み，徐々にふさぎ込みがちとなって，意欲の減退や興味の喪失，食欲低下が出現してきたという。さらに2週間ほど前からは焦燥感もみられ始め，自分の農地を30分おきに見回りに行ったり，菩提寺の墓を頻回に訪れたりもしていた。3日前には，「土地を没収される，墓がおとりつぶしになるなどとわけのわからないことを喋り」（家族の陳述），昨日の夕方には急に激しい不安に見舞われて，繰り返し以下のようなことを語った。「おぞましい病気にかかってしまっ

た」「町中に僕の病気の噂が広まってしまった。僕は悪性の伝染病だ。だから仲間から隔離されてしまう。…ああ，家の顔をつぶしてしまった。僕は村八分にされる。この街から追い出される。皆が住み，ご先祖様が住むこの街から。…寺の裏山に1人追いやられ，そこで永遠に過ごすことになる。もう家の墓も没収された」。一方その後は，一切の問いかけに返答がなくなり（明らかに拒絶的な感じ），昨晩は一睡もせずに天井を見つめたまま，時に「脳が死んだ」「心臓が動かなくなった」など理解しがたい言動が認められたという。

M氏との会話と対応

そこで筆者はM氏に，もう1度質問を試みた。
「脳が死んでしまいましたか？」「死んでいる」
「他には？」「目も死んでいる」
「いつからそう思いましたか？」「……知らない」
「ずっと前から？」「……もう1年，飯を食べていない」
「トイレは？」「何年も行っていない」
「ところで土地がとられてしまうのですか？」「……ご先祖様の土地が没収になる」
「どうして？」「そう言っている……」
「どなたが？」「……世間様。もうとられたようだ」

以上の会話の最中，M氏の表情は一切動かず周囲に対する強い拒絶性を感じた（註6）。したがって彼の病態は，うつ病性の昏迷ないしは一種の幻覚妄想状態にあることが推察された。彼の示した表情の硬さや，筆者が感じた周囲への拒絶感からは，晩発性の統合失調症も疑われたため，精査や診断確定の意味も含めて医療保護入院の手続きをとり，薬物精神療法に入った（クエチアピン；150 mg/日など）。

生活史の確認

入院後，家族からさらにM氏に関する情報を入手したところ，彼はとにかく責任感が強く，また他者配慮的で周囲の人からも信頼される人柄であったこと，公務員時代は仕事熱心で，某部署の責任者まで務めた経歴をもつことが明らかになった。以上から病前のM氏は，メランコリー親和型性格者であることが推察された。

彼の生活史は以下の通りである。M氏は大都市近郊の農家（名家）の長男として誕生し，同胞はいなかった。学生時代の成績は優秀で，大学卒業後は地方公務員となった。結婚してからは両親と同居，1人の女児を加えて5人暮らしとなった。家庭は地域でも評判になるほど円満で，M氏には身体的，精神的に負担となるような事柄もなかったとのことである。その後M氏は，48歳時に父親，54歳時に母親を失い（いずれも病死），また57歳時には娘が結婚をして家を出，妻と2人暮らしとなった。しかしその際もとくに精神的な失調はみられなかった。むしろ娘が嫁いだ際には，M氏の妻のほうが「家系が途切れること」を心配したというが，

> M氏は，「そのような古いしきたりにしがみついている時代ではない。それよりも夫婦2人になれるのだから，これからは自分たちの生活を楽しもう」と前向きな意見を述べ，娘もそのような父の言葉に感謝したと語っている。
> 　60歳時，M氏は38年間勤めた公務員を退職，その後は地元の俳句同好会や，スポーツクラブに参加し，いずれの場においても仲間のまとめ役になった。

註6 精神医学的には拒絶症（negativism）という概念が存在し，これは外部からの働きかけや問いかけを理由なく頑固に拒否する態度を指す。緊張病症候群の1つとされている[111]。

　以上の所見や生活史から推察されることとして，少なくもM氏の病前の適応がよかったこと，2か月前からうつ状態にあった可能性，ここ数日は病状の急激な悪化と同時に困惑状態に陥っていた可能性があることが挙げられた。また彼の幻覚・妄想に関しては，心気妄想，罪責妄想，貧困妄想が基盤に存在していると思われるが，その表現形は荒唐無稽で，被害感も加わっており，操作的診断に依拠すれば，「気分に一致しない精神病性の特徴を伴う」という特定用語が適用されうるものであった。しかしここでM氏がメランコリー親和型性格者の価値観をもっていることを考慮してみると，この荒唐無稽な妄想の由来に関しても，了解可能なストーリーが描けるように思えてくる。

● 高齢者のうつ病と妄想の精神病理

　高齢者のうつ病患者の妄想内容は，貧困妄想がその中核的な位置を占めている。そして筆者の経験では，たとえ被害妄想や否定妄想が前景に出ていても，その基底には喪失体験に伴う貧困感が存在しており，「自分にとって大切なものを失ってしまう危険がある，奪われる危険がある」，ないしは「失ってしまった，奪われてしまった」といった形をとることが少なくない。それでは，彼らにとって「大切なもの」とは何なのであろうか。

▶M氏の事例から

　そこでM氏の生活史を振り返ってみると，彼は娘の結婚と同時に，代々継がれてきた「家」（の存続可能性）を喪失している。もちろん彼は，「古いしきたりにしがみついている時代ではない」と述べてはいたが，これが彼の本音であったかどうかは疑わしい。もしそれが本音でないとしたら，彼はこの時点で大きな喪失を体験していたことになる。そうなると，その後彼が，自身の生き方をコミュニティ内の人間関係に置いたのも，喪失の代償をそこに求めたためであった可能性が出てくる。ところでそのような彼がうつ病を発症したのは，微熱が下がらず，体調不良を感じたとき，つまり身体的な健康の喪失の危機に直面したときであった。それはM氏にとって，まさに「コミュニティへの参加の基盤（である健康）」を失う危機を意味したと思われる。

　以上の推察は，入院後3か月目，退院直前に語ったM氏の妄想をめぐる内省から，

かなり裏づけられる。つまり彼によれば，入院前の自身の状態は，以下のように体験されたという。「自分のあらゆる感覚，生きている実感が急になくなってしまい，わけがわからなくなった。そして家族からも仲間からも，離されてしまった感じになった。ものすごく不安だった」，そして「そのうちに自分が伝染病に罹っていると思うようになった。家族や家の面目が保てず，家族にも祖先にも申し訳なくて。…そのときふと，先祖代々の家系を自分の手で止めてしまったことが，重くこころにのしかかってきた。それで自分が罪人で，家の墓には絶対に入れない。街からも追い出されてしまい，永遠にこの懐かしい故郷には戻ることができない。みんなの住むこの街にはいられない。それがカルマ（業）というものだと思った」。このことは少なくとも，Ｍ氏にとって「家」（およびコミュニティの仲間）の喪失が切実な問題となっていたことを物語っている。

▶居場所の喪失をめぐって

以前に筆者ら[39]は，メランコリー親和型性格ないし下田の執着気質（註7）をもった高齢者にみられたうつ病圏（双極Ⅱ型も含まれている）の妄想症例を複数報告し，そこから彼らにみられた妄想の精神病理学的意味を考察した。その結果彼らは，いずれも病前の適応がきわめてよかったが，その背景には若い世代への「遠慮」や「我慢」といった心理が強く働いていた。それゆえに彼らは，Ｍ氏同様，「家」をはじめとする本人にとって非常に重要な居場所を，（本音に反して）喪失しやすいことが見出された。ただこれらの症例では，いずれも地域のコミュニティの中に新たな自身の居場所を見出していたことも特徴であり，そのことがまた彼らの喪失体験を周囲の眼から覆い隠していたのであった。そのような彼らの妄想の出現は，新たな居場所の維持が危うくなるような事態，すなわち身体的な老化の問題や，災難などによるコミュニティの存続に関わる問題などが契機となっていた。

註7 執着気質：躁うつ病（双極性障害）の病前性格として下田光造が提唱したもので，その特徴は熱心，徹底性，律儀さにある。ただし強い正義感や責任感が他者の義務責任や自己権利に向かうと「はなはだ厄介」な一面を示すともいう[70]。

彼らの場合，妄想が前景に立っているが，診断的にはDSM-5のうつ病の診断基準を満たし，かつ（妄想内容の荒唐無稽さや被害性からは）「気分に一致しない精神病性の特徴」をもった症例といいうるものであった。しかし臨床医にとって重要なことは，妄想の中核に存在する「自分にとって大切な居場所を失ってしまった」「失ってしまう危険がある（奪われる危険がある）」という絶望および危機感への注目にあろう。前者は否定妄想（註8）への入り口に，後者は被害妄想への入り口になりうる。

いずれにしても彼らの病的体験は，「自己の成立」をめぐる危機から展開してくる統合失調症の妄想世界とは，かけ離れていることが理解できると思う。

註8 否定妄想とコタール症候群：否定妄想とは，身体的機能，精神的自己機能の否定，さらには外界の否定といった，自己や外界にまつわる存在（や生命感）の否定が中心となる妄想である。その典型例はフランスの精神科医であるコタール（Cotard, J.[13]）によって1880年に記載され，のちにこの種の否定妄想を中心とする症候群は，コタール症候群と呼ばれるようになった。コタール症候群では，これに「未来永劫に罰せられる」「永遠に死ぬことができない」などといった巨大妄想が伴ってくることが多い[3]。なお否定妄想の根底には，身体的機能，自己機能さらには外界の実在感の喪失が存在している可能性が高く，うつ病と同時に離人体験が存在していることが少なくない[31]。また日本人の場合，巨大妄想が出現したとしても，コタール症候群のような訴えはみられにくい。コタール症候群の巨大妄想は，あくまでも西欧のキリスト教文化の価値観を反映した内容をもつのに対し，「人の和」を重んじる日本では，そこからの永遠の追放，つまり「村八分」「姨捨山」といったテーマが顕在化しやすいようである[39]。

● 高齢者のうつ病と妄想への対応

　以上のことは，とくにメランコリー親和型性格をもった高齢者は，その他者配慮性から若い世代への「遠慮」や「我慢」をもとにした生活スタイルを自ら選びやすいこと，そしてその本音を容易に語ろうとしないことを示唆する。逆にいうと彼らは，妄想世界でしかその本音を表現できないのかもしれない[39]。したがってわれわれにとって重要なことは，彼らに生じた否定妄想や被害妄想を，荒唐無稽（奇想天外）なものとして（「気分に一致しない精神病性の特徴」として）捉え，その解消のみを試みるのではなく，彼らに潜む精神病理を理解し，彼らの喪失体験および喪失の危機体験にいかに対応するかという視点をもつことではなかろうか。

　もちろんこの種の高齢のうつ病者においては，器質的な問題を念頭におく必要がある。それまで良好な適応を果たしてきた彼らが，比較的短時間で妄想世界を発展させてしまう一因に，脳機能の老化が考えられるからである。したがって脳の器質的，機能的諸検査は欠かせない。ちなみにM氏の場合，入院中に実施した諸検査ではとくに器質的な異常は確認されなかった。しかしそれでも高齢者の場合，脳機能もそれに支えられた心理機能も，若年者に比して脆弱になっていることは容易に推察されよう。

　M氏に対しての治療は，初期治療としてまず，極度の困惑と不安に対する対処，および妄想世界の発展の阻止が主体となったことはいうまでもない。前述のクエチアピンの選択もそのためのものであった。彼の場合，幸い否定妄想のそれ以上の発展はなかったが，場合によっては修正型電気けいれん療法を選択することも考慮に入れていた。これは否定妄想が遷延化すると，食事の摂取，服薬の維持がきわめて困難となり，とくに高齢者の場合は，生命の危機に直面しかねないからである。筆者の経験では，これらの治療行為によって否定妄想（や被害妄想）は背景化してくることが多いが，ただその際に重要となってくることは，彼らの喪失不安に対する支持的精神療法を常に行うことである。

M氏における精神療法の転帰は，入院後1か月目に訪れた。このとき彼は主治医に，「僕はまたみんなの輪の中に帰れますか。皆に受け入れてもらえますか。皆との和が保てますか」と語った。これはまさに彼の「本音」に近い語りである。このとき筆者は，うつ病が基本的に治癒する疾患であること，年齢相応の身体活動であれば十分に人間関係を築けることを保証した。さらにこの頃から，M氏が「遠慮深く」，それゆえに自分自身の本音を語らずにこれまで生活してきたことを念頭に，彼の不安を傾聴する姿勢をとった。退院時の彼の語りは，その結果彼が到達した，今回のエピソードと彼自身の生き方の括りであったものと思われる。

ちなみにその後のM氏一家は，長女の希望もあって，自宅を二世帯住宅に改築し，長女夫婦が土地を守っていく方針を立てた。

● 高齢者のうつ病症例にみられる妄想に対する精神療法のポイント

以上から，高齢者の幻覚・妄想症例（うつ病症例）の治療のポイントを示すと，以下のようになろう。

・妄想の背後に，喪失反応が存在している可能性を念頭に面接する。
・ただし本人の「遠慮」や「我慢」の姿勢を尊重して，本人が自ら語るまで，喪失反応に関して触れない。
・本人から喪失体験が語られたら，その苦痛に共感する姿勢を示す。
・離人体験がある場合には，その体験が「離人」であることを告げ，本人の不安を和らげる（p107参照）と同時に，できれば周囲の者（家族など）にもその体験の苦痛を説明する。
・できれば家族などと，喪失体験の事実を話し合い，その解決策を探る。

● 高齢者のうつ病と妄想のゆくえ

M氏の事例は，高齢者のうつ病圏の妄想症例，それも予後が比較的良好であった事例といえる。しかし高齢者の中には，同じメランコリー親和型性格者であっても，最終的に妄想が遷延化し，決して良好な予後とはいえない事例もある。

筆者の印象では，このような事例は，喪失体験後の人生の再建がうまくいかなかった場合に多くみられる。例えば妄想世界の中で本人の「本音」が語られても，それを周囲が受け入れず，よりいっそう葛藤が増大してしまう場合などがそれに相当する。このような事例では妄想が慢性化し，それこそ「うつ病」という診断それ自体が相応しくなくなることも少なくない。このような事例の中には，古茶ら[64,83]が提唱した「退行期メランコリー」に含まれるものもあろう。古茶らも指摘しているように，そこでは自己-世界構造そのものの変化がみられることから，もはやうつ病圏の疾患として捉えることの適否が問われるであろう。

しかし彼らの苦悩の根底には，喪失体験が深く関与していることに相違はない。たとえその妄想内容が了解不能のものであっても，彼らの心情には共感可能な面が少なくない。このあたりに，彼らの精神療法的なアプローチの糸口が残されていることを，治療者は忘れないことが重要と思われる。

第2章 「うつ」を呈する精神疾患とその理解

第1節 双極Ⅱ型におけるうつ

　うつ症状を呈する患者さんに接したとき，見落としがちな障害として，双極Ⅱ型が挙げられる。とくに DSM による操作的診断のみに頼った場合，もし治療者側に双極Ⅱ型の認識がないとしたら，それをうつ病と診断してしまうことが少なくない。また患者さんの人物像や生き方にまで注意を払ったとしても，なかにはメランコリー親和型性格者にみえてしまう症例もあり，さらにうつ病者として対応しかねないことがある。

症例　B子　初診時26歳　女性　会社員

初診の依頼

　B子は，某企業に勤務している女性社員であり，産業医の依頼を受けて診察にあたった事例である。産業医および当該企業の人事課の話によると，B子は都内の大学院を卒業した有能な社員であるが，「3年前からうつ病になり」，自宅近くのメンタルクリニックに通院している。とくに人事担当者が対応に苦慮しているのは，通常は人一倍気を使いながら完璧に仕事をこなす人だが，うつによる休職を繰り返し，しかも指示通りに十分な休養をとろうとしないことであった。直属の上司も彼女に対しては，主治医の見解に基づいて決して無理をさせないようにしているが，気がつくと彼女は働き始めている。そういうときの彼女の仕事は完璧である。そこで上司が彼女に仕事を任せようとすると，今度はやけに慎重で，「自信がない」とその依頼を断ってくる。これもまた，会社側が対応に苦慮している点であった。

　筆者がB子に最初の面接を行ったのは，彼女の「うつ病エピソード」が終わりかけ，そろそろ職場復帰をしようとしている時期であった。あらかじめ記入を依頼しておいた DSM の抑うつの項目をみると，DSM-Ⅳの大うつ病エピソード（DSM-5 のうつ病）の9項目のうち，8項目（自殺念慮以外）を満たしており，操作的診断においては「うつ病」で間違いなさそうであった。また彼女の性格傾向の記載をまとめると，仕事に関しては完璧主義で責任感が強く，対人面では他者配慮的でよく気がつくなど，メランコリー親和型性格が示唆された。これまでの経過を概

観すると，うつ状態に対して抗うつ薬（SSRI）の効果はみられたが，再燃しやすく，抗うつ薬の再発予防効果には疑わしい印象が抱かれた。

初診時面接

以下は，初回面接時の会話の抜粋である。
「うつはだいぶよくなったのですか？」「はい。そろそろ働ける自信が出てきました」
「今回のうつはどのくらい続きましたか？」「1か月くらいと思います」
「何か誘因は？」「とくに見当たらないのですけれど，頑張り過ぎが原因と思います」
「主治医からもそう言われた？」「はい。主治医の先生からは，絶対に無理するなと言われるのですけれど，調子がよくなると，仕事を引き受けてしまう癖があります」
「やれそうな気がしてしまう？」「というよりも，やれると思ってしまうのだと思います」
「薬は？」「調子がよくなると飲み忘れが増えて，薬が切れることもあります」
「主治医の指示を守れないことに関しては？」「いけないとわかっているのだけれど，ついつい……」
「それはあなたらしくないこと？」「わかりません。もともと私にはそのような面がありますから」
「しかし仕事を完璧にこなし，他人にも気遣うあなたらしくないと思うが」「そうですね。ただ仕事をこなすのも他人に気を遣うのも，癖のようなもので。だから決して周りの人がみるような立派な人間ではありません」
「ところで気分は変わりやすい方？」「と，思います」
「いつ頃から気づいた？」「高校生の頃ですかねえ。元気なときとそうでないときの波は激しいです」
「月経との関連は？」「とくにありません。ただ月経は不順で，婦人科のお医者さんからピルを処方されています」
「気分が変わりやすくて，生活に不自由を感じたことは？」「ありました。先が読めなくて。調子がよくても，いつまた悪くなるのかわからないので，元気なうちにできることは何でもやっておこうと思って，溜を作って生きてきました。大学院まではそれで何とかなったのですけれど，さすがに職に就くとそれではまずくて」
「どのようなところが？」「だって，毎日コンスタントに仕事があるわけですから。毎日，ちゃんとしていないとまずいですよね」
「確かにそうだね」「私のような質（たち）は，会社員としては失格なのだと思います」
「だから責任も引き受けない」「はい。皆さんに迷惑をかけますから」
「ところで元気なときのあなたは，多少元気過ぎることは？」「家族や友人からはそう言われたことがあります。スイッチが入ったように元気になると，止めればよいのに仕事を引き受けたり，約束をしてしまったりします」
「それが果たせなくなったこと」「何回もあると思います。そうなると落ち込んで，自分に嫌気がさします」

「そのこととうつとの関係」「たぶんあると思います。またかあって思って落ち込みますし，自分を責めもします」

「そういう状態はどのくらい続く？」「2か月くらいですかね。私は躁うつ病なのでしょうか？」

筆者はB子に，典型的な双極性障害ではないが，双極Ⅱ型の可能性があることを伝え，彼女の生活史と現病歴をもう1度確認した。

生活史

B子は会社員の家庭に出生，小学校時代より物事に熱中しやすい面と，他者配慮的な（他人を気にする）面とを併せもつ女性であった。成績は優秀で，クラスの中心的な存在であったが，高校時代から「気分のムラ」が気になり出し，とくに大学時代にはそれが激しくなったと自覚した（月経との関連はなかった）。それでもゼミ担当の教員からは勉強熱心な姿勢を評価され，大学院へ進学した。大学院時代は，かなりの課題が出されたが，「気分の波を計算に入れ，可能な限り早めにノルマをこなし，たとえ調子が悪くなっても大丈夫なように，溜を作って対処した」という。彼女の話によると，大学，大学院を通して，授業の出席率は75％程度，それでも単位は落としたことがなかったとのことである。

現病歴

大学院修了後，B子は現在の会社に総合職として就職した。彼女は仕事に対する真摯な姿勢，周囲への配慮，仕事の企画力や「一歩も二歩も先を読んだ動き方」により，上司の評価も非常に高かった。しかし勤務開始後約半年（1年目の10月），彼女には気分の低下が目立ち始めた。しかし彼女のこなさなければならない仕事は毎日あり，彼女は大学院までのように，「仕事の溜」が通用しないことを痛感した。そのため彼女は，気分の低下を隠して業務を続けようとしたが，それも2週間ほどしかもたず，結局休職を余儀なくされた。このときB子は，「体調不良」ということで上司に相談したが，上司からは医師の診断書を提出するように言われ，25歳時の11月，彼女は初めて精神科を訪れた。

主治医の診断は「うつ病」であり（初診時の問診票を見た医師から，「うつ病で間違ないでしょう」と言われた），また問診票でチェックされた性格傾向から，「うつ病になりやすい几帳面な性格であり，過剰適応の危険があるため，しばらく休養が必要である」と指摘された。なおB子は，これまでの気分の変動の存在に関しては，「自分の性格の問題」と思い，主治医には伝えなかったとのことである。主治医からはパロキセチンを最大で40 mg/日処方され，約1か月で気分は上昇してきた。主治医からも職場復帰が可能と判断され（復帰後1か月は残業禁止），年明けより彼女は職場に戻った。

治療・経過

彼女の働きぶりは入社当初と同じであり，約4か月間は順調に推移，周囲の社員も「もとの元気なB子に戻った」と評価し始めていた。彼女自身も勤務を優先させて，通院を中断，抗うつ薬の服用も不規則となった。しかし翌年5月の連休明

け頃から，再び気分は低下，任務を十分に遂行できず，「皆に申し訳なく，一気に自信をなくした」。結局，彼女は主治医のもとを受診し，再び休暇をとらざるを得なくなった。同様のエピソードはその後も繰り返され，就職後3年間で「うつ病」による休職は4回に及んだ。

現在(26歳)B子は，双極Ⅱ型を考慮した炭酸リチウム，バルプロ酸ナトリウムなどの使用によって，気分の変動はかなりの安定をみている。しかし，仕事を完璧にこなす軽躁状態の時期と，不安や億劫さを感じる時期(軽うつ)とは繰り返されている。

● 双極Ⅱ型の特徴とは

ここでは双極Ⅱ型の特徴を概観しておく。この疾患は，DSM-5の診断基準では，A. 少なくとも1つの軽躁病エピソードの存在と，少なくとも1つの抑うつエピソードの存在，B. 過去に躁病エピソードがないこと，C. 軽躁病エピソードと抑うつエピソードの発症が，統合失調感情障害，統合失調症，統合失調症様障害，妄想性障害などでうまく説明されないこと，D. 抑うつの症状，または抑うつと軽躁を頻繁に交替することで生じる予測不能性が，臨床的に意味のある苦痛，または社会的，職業的，または他の重要な領域における機能の障害を引き起こしていること，などと記されている。

これをみてもわかるように，双極Ⅱ型は基本的に双極性障害であり，薬物療法もうつ病とは異なる。さらに，たとえ彼らがメランコリー親和型を思わせる生き方をもっていたとしても，彼らに対する精神療法的な対応は，やはりうつ病とは異なる。

しかし実際には，明確な躁病相がみられないため，うつ病との鑑別が困難なことがある。そこで参考となるのが，メランコリー親和型者のうつ病との相違をわかりやすく述べた，内海[147]による当障害の臨床記述である。内海によれば双極Ⅱ型では，①気分のたびたびの変化，急激な変化，②抑うつ症状の不全性(不揃い，どこかちぐはぐな感じ)，③抑うつの出現場面の選択性(仕事場面でのみ抑うつ症状が出るなど)，④不安，焦燥感，⑤逸脱行動(服薬の中断など)，⑥自傷行為，自殺衝動が目立つという。これは臨床場面において，うつ病との鑑別に役立つと思われる(註1)。

註1 女性に頻回の気分の変動がみられた際には，双極Ⅱ型のほか，月経との関連に注意する必要があることを付言しておく。

● 双極Ⅱ型のこころの理解

次にB子を参考に，彼らのこころの理解と精神療法的なアプローチを多少述べる。まず彼女のような双極Ⅱ型の人たちの生きにくさは，頻回の気分の変動にある。そ

こで頻回の気分の変動とともに生きざるを得ない人たちの世界を，可能な限り追体験してみると，以下のようになろう。とにかくその世界は，健常者と異なり，未来がきわめて不確かなものとなっている。例えば多くの健常者は，明日も明後日も，さらには1週間後も1か月後も，同じように日々が流れるという前提で生きている。しかし双極Ⅱ型の人たちにとっては，たとえ今日は何の苦痛もなく社会生活を営めたとしても，明日も同じようにそれができるという保証がまったく得られない。彼らにとって確かなのは，今のみなのである。したがって彼らの行動計画は，「1日ないし数日単位」となってくる。そして彼らは，今できることを今のうちにやり遂げようと全力で臨む。それはしばしば周囲からは無謀に見え，身近な人たちであれば，「ほどほどにするように」諭すことにもなろう。しかし彼らには，それを許容できない。必然的に彼らは，身近な人たちとの葛藤を体験することになる。

また双極Ⅱ型の患者さんが，B子のようにメランコリー親和型に類似した性格（几帳面，責任感の強さ，他者配慮的）を育んでいたとしたら，明日の読めなさから責任のある職務を辞退するであろう。そうでないと周囲の者に迷惑をかけることになるからである。彼らの中にはアルバイトを転々とする者も少なくないが，これも今述べたことを理解すれば頷ける。

● 双極Ⅱ型の精神療法のポイント

双極Ⅱ型の患者さんとの，治療上の信頼関係を築くには，まず上述の心理特徴を理解することが端緒となろう。ただし臨床場面で，以上のような悩みを彼らから率先して語ることはそれほど多くない。彼らはしばしば自身の状態を，性格上の問題と解釈し，治療の対象である精神症状によるものと捉えようとしないのである。したがって双極Ⅱ型の診断を疑った場合は，まずわれわれから上述のような彼らの生き方を確認してみるとよい。

この理解が，おそらく双極Ⅱ型の治療を前進させ，適切な薬物療法の選択を可能とさせる。彼らの多くは，やがて気分の波を自らコントロールし，また改善された気分の波とともに生きる現実的な方法を模索しようとするであろう。ただ彼らの多くは，長年持続した過去の気分の変動の記憶からなかなか解放されないことが多いことも確かである。そのような彼らがわれわれに求めることは，改善された気分の波のもとで，はたしてどの程度安定して働けるのかをともに見極める姿勢と思われる。それゆえこの時期には，精神療法の重要性も増してくる。

第2節　統合失調感情障害（非定型精神病）におけるうつ

臨床場面で，うつ病との鑑別がつきにくい疾患として，いわゆる非定型精神病（統合失調感情障害）もまた挙げられる。たしかにこの疾患は，「うつ」症状だけに注目してしまうと，DSM-5のうつ病の診断基準を満たしてしまい，臨床場面の中では，「うつ病患者」として申し送られることも，みられるのである。

● 非定型精神病（統合失調感情障害）の病間期とうつ病（大うつ病性障害）

　統合失調感情障害（非定型精神病）に関しては，第1章（p68～70）を参照されたい。この疾患では，時に抑うつ状態が長期間持続し，その期間だけをみるとうつ病との鑑別が難しいことがある。しかしうつの苦悩の意味は，典型的なうつ病患者と異なっており，うつ病の小精神療法もほとんど効果がない。過去への執着や罪責感もあまり目立たず，また昇進，転職など抑うつに至る特徴的な誘因も見出せないことが多い。やはり彼らの内界の特徴を把握して治療に臨む必要がある。

　ところで非定型精神病患の多くは，一般に適応状態が良好といわれている病間期においても，しばしば医師のもとに通い続ける（うつ病患者が，改善とともに医療から離れていく傾向があるのとは異なり，そこに「人懐こさ」すら感じる）。医師の関与がはばかられる個人的な悩みの相談をもちかけることも多い。しばしばここには彼らの「生き方」の内奥に潜む不安と抑うつ感の存在が関与していると思われる。また彼らの場合，いったん抑うつ感に苛まれると，その訴えは執拗であり，治療者はそれに翻弄されかねない[40]。

症例　A子　筆者初診時 48 歳　女性　主婦（文献40より改変して引用）

　前医の転勤のため，筆者が主治医を引き継いだ患者さん（当時48歳）である。前医からは，「うつ病が遷延していて，治療の難しい患者である」という申し送りを受けた。

初診時面接
　A子は均整のとれた中肉中背の女性であった。会話や容姿には礼節がうかがわれたものの，初診時の筆者に対してどこか斜に構え，プライドの高さのようなものも感じられた。
　以下は，初診時の面接である。

「気分はいかがですか？」「そのように聞かれますと，最悪としかいいようがありません」
「憂うつな気分？」「憂うつといえば，その通りです」
「そのほか，どのような気分？」「何のために生きているのかわからない。そんなことを言うと，先生には負担でしょう？　だからあまり聞かない方がよいですよ。おばさんの戯言（たわごと）と思ってください」
「気になさらないでください。差し支えのない範囲でお話しください」「なあんか，とりたてて楽しいこともなく1日が過ぎて，享楽できないというか。それ以外は何も困ることはないんです。主人も優しいし，今のところ家事も家業もできていないわけではないし。他人からみれば何の不自由もない，恵まれた人生。わがままとしかみえないでしょうね」

「生きている実感は？（離人症状を疑う）」「あります。あるけれど，生きる芯のようなものがない」

「喜怒哀楽は？」「あんまりないですね。でもそれがなくなって少し楽なのかもしれない。あまり周囲のことを考えないで済むから。でも，私は辛い」

「睡眠は？（うつ病の症状に関する質問に戻す）」「問題ないです。というよりも起きている時間が辛いので，昼間から睡眠薬を飲んで寝たりします」

「夜の眠りは？」「眠っています」

「日中の睡眠薬はいつから？」「4～5年前からですかね。でもそういう自分がいやで，入院治療を受けたこともあるけれど，これは質（たち）というものだから仕方がないと思うようになって……」

「食事は？」「食べなければしようがないから食べているという感じですかね」

「美味しさは？」「それなりに感じるけれど，感動はない。普通の人のように，そういうことに興味があればよいのでしょうけれど。物欲がないんですね。だから辛い。……友達なんかはよく『美味しいものを食べたり，買い物したりすれば気分が晴れる』と言いますけれど，そもそも私には物欲がないから駄目なんです」

「このような話は周囲の人には」「〇〇先生（前の主治医）にはしていました。ちょうど同じ年頃の女性の先生で，気持ちはわかると言ってくれました。先生（筆者）は私より若いから，なかなかわからないと思いますよ。おばさんの戯言は。……このような重い話は，主人にもできませんからね。主人はおめでたい人で，こんな悩みとは無関係の人ですので」

「孤独感」「結局はそれなんでしょうね。誰とも波長が合わない。誰でもがもっている享楽というものが私にはない」

　以上が，初回面接時の抜粋である。ちなみに当時の彼女の薬物療法は，クロミプラミン；150 mg/日，カルバマゼピン；600 mg/日，ハロペリドール；4 mg/日の3剤を軸としたものであった。ベテラン外来看護師に彼女のことを尋ねると，「いったん上がったら（躁状態）大変な人」とのことで，双極性障害の可能性も考えられた。しかし彼女の苦悩は，実存的な内容であり（その意味では，境界性パーソナリティ障害における空虚感に通じるものがあった），それでいて他者配慮は強く，また家事や家業もきわめて高いレベルを維持し続けていた。

　以上のような「うつ」の病態を把握するために，A子の生活史と現病歴[40]を調べてみた（過去の外来カルテはかなり厚く，分冊が外来事務室に保管されていた。また以前の入院カルテも保存されていた）。

生活史

　A子は2人姉妹の次女として，F県にて誕生した。生後まもなく父親が病死，6歳時に母親が再婚し，異父妹が誕生した。彼女は義父に「迷惑をかけぬよう一生懸命勉強して，異父妹の面倒もよくみた」という。その後，義父に遠慮して高校進学を諦め，上京して事務員として熱心に働き，会社の事務を仕切るまでに至った。

しかし，この頃から彼女は，「なんとなく厭世的になり，仕事に没頭することで生き甲斐を得ていた」という。

21歳時，A子は現夫（職人）と結婚，女児を出産，娘を背負いながら「気のよい夫の仕事を手伝い，毎朝真っ白な絹の上に仕事着を揃える」など夫につかえた。しかし夫は「感謝の言葉をもたぬ人」であり，彼女は「何のために生きているのかわからなく」なった。28歳時，A子は職に就き，貯金を蓄え，夫を職人として独立させた。この頃より彼女には勝気な面が目立ち始め，夫の事業の経理，雇用している職人たちの世話をも一手に引き受けた。しかし「夫には私の本当の気持ちが通じず，常にどこか不安であった」という。

現病歴

34歳時，知人の男性の勧めで，A子は突然ピアノを購入，「何かを埋め合わせるように彼にこころが惹かれて」いった。約2か月後には，終日ジャズを聞き，喋り続け，夫を激しく攻撃しては謝るなど，言動にまとまりを欠いたという。その後まもなく，彼女は服薬自殺を企てて，当院に1回目の入院となった。このとき病棟では，自床の整理を繰り返し，看護師がそれを手伝うと，「順番が違う，天の教え通りに揃えているのだから邪魔するな」と激しく反発，また「私は狂人，夢かうつつか幻か…」と述べたり，医師の前で「これはこれだからこうなんでしょう？あれはあれだからああなんでしょう？」と逐一自問自答しながら，自身の行動を確認したりしていた。薬物療法が開始されたが，1か月間は「さっきマリア様が来ました」などと語り，頻回に夢幻様状態に陥っていた。入院2か月後には，A子は入院前後を振り返り，「夫を熱愛できず，なんか不安で仕事に没頭した。でも本当は激しい人間になりたかった。…ジャズを聞いた途端，自分が曲にフィットして変になった。私がマリアで○○さん（上述の知人の男性）がキリストに思えた」と語った。

入院4か月目，A子は退院したが，以後彼女の基底気分は抑うつで推移し，カルテには「なんとなく憂うつ，『乗り』が全然ない，退屈，厭世的，『私には何もない感じで深い孤独感』に襲われる，いつも何かにのめり込んでいないと不安」などの陳述が並んでいた。彼女は現実生活をこなしつつも，「何をしても盛り上がらず，生きている意味もわからず」，空しさから文学作品を読破した。しかし空しさは癒されず，徐々にA子は，自身を「私はものぐさ」と述べ始めた。

40歳時，A子は突然「男性に恋をし，こころのバランス」を失ったという（34歳時の知人の男性とは別の人物らしい）。しかし当時高校生になっていた娘が，不良仲間と交際し始めると，彼女はその対応に奔走し，基底気分は再び抑うつに転じて，「無為と倦怠と絶望」に陥った。43～44歳時には，「とりたてて楽しいこともなく1日が過ぎ」，彼女は自分の状態を「私が憂うつなのは，普通の人のように浮かれながら楽しく生きられない性格のため」と括った。その後彼女には「『乗り』が戻り」，籐工芸などを始め，一過性に多弁・多動となった。しかし45歳時には，「起きているとつらくなり」，日中に眠前薬を服用しながら「何とか時間を」送り，46歳時には「昼間から寝ていて夫に申し訳ない」と自ら入院した。約3週間の入院後も，彼女は睡眠薬を服用，「悩みはない。やるべきこともやっている。

第2章 「うつ」を呈する精神疾患とその理解

でも享楽できない。根源的な生き甲斐のなさから眠りたい。私はうつです」と訴えたりしていた。

　以上の病歴から，A子の診断は非定型精神病(統合失調感情障害)でほぼ問題はないと思われる(p69参照)。日中の睡眠薬の使用に関しては，物質関連障害も考えなければならないが，彼女にはそれ以外の物質使用はなく，むしろ倹約的な生活を送っていた(よって物質関連障害は否定的である)。

● 非定型精神病(統合失調感情障害)患者のうつの本態と精神療法のポイント
▶非定型精神病患者のうつの感覚を理解して臨む

　非定型精神病(統合失調感情障害)者の性格および生きる姿勢に関しては，すでにp74に述べたが，一言でいえばイントラフェストゥムの時間体験が優位で，その都度の周囲との一体化を強く求める点に特徴がある。逆にいえば彼らは，その一体感や没入感が得られないと，たちどころに空虚感が生じてくるという精神的な特徴をもつ人たちなのであろう。

　かつて筆者[40]が考察したが，彼らの日常生活のベースには，「乗りの感覚」が必要である。一方でそれが得られないとき，彼らは自らを「うつ」と表現する傾向をもつ。いつでも「乗りの感覚」が得られている状態を「標準・正常」と設定している彼らにとっては，おそらく健常者が通常生きている世界の状態(情態)は，「うつ」に匹敵し，ここに状態(情態)にまつわる錯覚が生じていると思われるのである。これは明らかに「エネルギー」の低下したうつ病とは異なる。このような患者の「うつ」に対しては，うつ病の小精神療法は適用しにくい。また気分のもち方を変えるような認知療法にも限界がある。

　彼らの(感情をめぐる)認知は，多分に急性期体験の記憶によって歪められている。急性期体験は，彼らにとって錯乱，狂喜という強い恐怖を伴った体験(したがって理性的に考えると2度とその状態に陥りたくない体験)である反面，それは神との一体化など，究極の一体感と「乗りの感覚」の体験でもあり，彼らは晩年に至るまで，この感覚を記憶していることが少なくないのである[40]。だからこそ彼らの「うつ」は，小精神療法や「気持ちの持ち方」を変えるといった次元で対処できるものではなく，もっと彼らの実存的感覚に絡み合った事象といえよう。

▶非定型精神病患者のうつに対しては，治療の枠の設定がポイントとなる

　基本的にこのような彼らへの対応は，彼らの「うつ」の質を理解し，その都度彼らの苦痛を聴く以外に方法はないように思える。おそらくどのような言葉も，実存的な問題には届きにくいからである。ただ実存的な問題に関与することになるとはいえ，治療者は彼らを24時間，365日，支えることは不可能である。彼らもそのことを十分認識していることが多い。また治療者は，彼らの実存的苦悩に直面すると，往々にして自身の実存をも抉られる感覚に陥る。このこともまた患者さん自身はしばしば認識している。ここでは，彼らとの適切な歩み方(1回の面接時間と面接の頻度)をみつけ

ることがポイントとなろう。

筆者の臨床経験では、外来でフォローできる間は、外来診察時間の枠（筆者の場合、おおよそ1週間に1回、15〜20分程度）が妥当といえよう。また各セッションの終了時には、「次回もまた話を聴く」という約束を必ず行うことも、重要であろう。

症例　A子──その後の経過（文献40より改変して引用）

うつと実存的な苦悩との闘いの日々

さて筆者が主治医になってまもなく、A子の娘が家出をして同棲を始めた。A子は「娘に裏切られた、…のめり込めないのも、享楽できないのも世事の雑念による。これからは世事を捨てて生きたい」、そして翌月には、日中「薬を飲んで本を読むと、スーッと夢かうつつかの世界に入れる、それが無上の幸せ」と述べた。51歳時にはその娘も結婚し、この時期には「私は永遠に生きるとでも思っているのでしょう。限りがあると思えば、真剣味も出て人生に没入できるのでしょう」と語った。

53歳時の7月、A子は「権利も義務も全部放棄し、現実を夫に譲渡したい。そうすれば死ねる」と強い自殺念慮を語った。筆者は「死なぬよう」説得、患者は「それならば先生が私の命を預かってください」と筆者に訴えた。筆者は（咄嗟に）「1週間だけなら預かる」と答え、1週間後の面接までをつないだ。結局この契約は面接ごとに更新された。同年の9月、「夫は現実能力が零で、現実を預けるのは無理でした」、10月には、「私は、幸福の反対は不幸だと誤解していた。幸福の反対は無為・怠惰です。でも無為は夫と共鳴しきれないためで、誰が悪いのでもない」、そして11月には、「こうなったら自分1人の人生を完結させるしかない」と述べた。しかしA子は、結局、「私には知・情・意のうち、知と意に関係なく情のみが彷徨っている。だから空しく意味がなくつまらない」と括るようになった。そして56歳時、彼女は「向上をやめ」、多少「平安で穏やかに」なったと述べ、日常生活の「退屈さ」を、「これが当たり前の退屈なのでしょう」と評するようになった。

最後の日々

57歳時、A子には進行性の卵巣がんが判明した。このとき彼女は、婦人科（K総合病院）の担当医に病名と予後の説明を執拗に迫り、担当医から病名、手術の必要性、腫瘍の除去が不可能であろうことが告げられた。当日A子は一過性に夢幻様状態に陥ったが、翌日には検査結果を冷静に筆者に連絡してきた。結局彼女には両側卵巣と子宮の全摘術が行われたが、腫瘍は除去しきれず、抗がん剤の投与と放射線療法が行われた。

約半年後（58歳）、患者はK総合病院を退院（術後の過程で、イレウスを併発し、人工肛門の設置が行われるなど、入院期間が長引いた）、翌日筆者に次のように述べた。「K病院では、私の人生の終焉が現実となり、残された日々を充実して生きられた。同じ境遇の仲間とは心底通じ合え、人生で初めて得られた『意味に満ちた世界』であった」「しかし自宅へ帰ると、体力的に自分の後始末ができない現実に直面、人生を完結できず、結局人生が大失敗であると気づいた」。筆者はA子の意

> 思を尊重し，彼女の人生を完結できるよう家族の協力を得た。A子は，「死ぬことは怖い。でもそのように思えたこと自体嬉しい。人生の終末が現実になって，やっとそれが実感できた」と涙を流した。
>
> 　退院1か月後，A子は「昨日は夫と葬式の打ち合わせをしました」「迫力のある毎日です。『穏やかな最後』とはいえませんが，こころは平安です」と淡々と述べた。そして彼女は体力の限界を感じ，自らK病院へ再入院した。その際，「この世もあの世も同じ，ただ漂っているだけ。でも人生の最期に少しだけこの世に足を置きました。もうこれで十分です」と語った。まもなくA子は永眠した。

　この経過は，非定型精神病(統合失調感情障害)患者の生き方を考える上で，きわめて示唆に富む。すなわちこの事例からは，実存をめぐる問題と深く結び付いた「うつ」も，人生の終焉を予感したときに軽快していく可能性があること，そしてそれには人生の期間が限られることによって，「今」のもつ意味が浮上することが深く関与していることを学ぶことができる。このような視点に立つと，先のみえないわれわれの，非定型精神病患者のうつに対する精神療法も，その方向性がみえてくるような気がする。それは，われわれの人生には限りがあり，そしてその限りを現実の感覚とさせる加齢や身体疾患への罹患が，やがて彼らを苦悩から解放していくという長期展望と軌を一にしたものといえよう。

第3節　離人症におけるうつ

　精神科臨床においては，操作的診断基準上はうつ病の診断が当てはまったとしても，気分障害以外の病態として対応した方がよい場合も，しばしばある。考え方によっては，これを2つの精神疾患の併存とみて，それぞれに対応する方法もあるが，実際にはそのように簡単にはいかない。ここでは，その代表として離人症を取り上げる。

● **離人症とうつ**

　DSM-5のうつ病の特徴の1つとして，「(2)ほとんど1日中，ほとんど毎日の，すべて，またはほとんどすべての活動における興味，喜びの著しい減退」という記述があり，しかもこれは診断上，とくに重要な特徴とされている。しかしそれは感情面における実感の希薄化と区別しにくい特徴でもある。ここでうつ病との異同で浮上してくるのが，離人症(DSM-5では離人感・現実感消失症)である。実際に臨床場面では，本来離人症の病態をもつ症例がうつ病と診断され，離人症の視点なしに，うつ病としての薬物療法，認知療法を受けていることが少なくない。

　ちなみに離人症とは，その記述の詳しいICD-10(離人・現実感喪失症候群)[150]から抜粋すると，以下のような現象を指す。すなわち，「自分自身の精神活動，身体およ

び/または周囲が非現実的で、疎隔され、あるいは自動化されているかのように感じられ、質的に変化している。さらに、もはや自分自身で考え、想像し、思い出しているのではない。自分の運動と行動が何か自分自身のものとは違うと感じられたり、自分の身体が生気なく分離されているように思われたりする。また周囲は色彩と生命感を欠き、人工的にみえる。症例によっては、患者はあたかも自分自身を遠くから眺めているかのように感じる。情緒が消失したという訴えは、最も頻繁にみられる」。

● うつ病という診断が患者に不安を与える

　この病態は自己感をめぐるものであり、気分の一病態であるうつ病とは異なる。したがって、たとえ気分のディメンジョンでうつ病と評価されても、その治療だけでは患者さんの苦痛は解消されず、場合によってはかえって不安が高まりかねない。そもそもこの病態は、本人にとって言語化が難しく、また自分の体験がいかなるものであるかもつかみにくい（うつ病以上に、それと認知しにくい）。彼らの多くは、周囲の者から決して理解されえぬ「特殊な苦悩」を背負ってしまったと感じている[43]。そしてこの状態が続けば、絶望感に襲われ、2次的にDSM-5のうつ病の診断基準を満たすようにもなりうる。このようなとき、専門家から「うつ病」という診断がなされても、彼らは半信半疑であると同時に、専門家にすら真の苦痛が通じないことに、不安を募らせることになる。

　残念ながら現在の精神医学や臨床心理学の場面で、離人症はそれほどまでには注目されていない。しかしこの症状（ないし状態）は、抑うつ、不安に次いで3番目に多い精神症状ともいわれ[20]、一般人を対象にした調査でも、調査年代に開きがあるもののその出現頻度が39〜75％と報告されているのである。だからこそわれわれは、「隠された精神病理（hidden psychopathology）」[47]ともいえるこの病態に注意する必要があろう。

症例　T子　初診時24歳　女性　看護師

　総合病院の病棟師長からの依頼で診察した看護師である。師長のレポートによると、ここ1か月ばかりT子には元気がなく、仕事中も「どこかボーッとしており」、3週前には「針刺し事故」を起こしてしまったという。そのため1週間前に主任が彼女に面接を行うと、その事故以来、気分の低下や思考・行動の制止などの症状が加わったこと、同時に2か月ほど前から食欲の低下と体重減少（約4kg）、不眠（入眠困難と中途覚醒）がみられていたことがわかった。師長はT子のうつ病を疑い、筆者に診察依頼があったのである。

初診時面接

　初診時のT子は、抑うつ的であり、同時に消耗感が認められ、会話もスムーズに進まず、思考の制止が疑われた。しかしT子には、「何て言ったらよいか……」「どう説明したらよいか……」という戸惑いが顕著で、彼女自身が説明しきれない

悩みを抱えている様子が強く感じ取られた。以下は，そのときの会話である。
「うまく表現できない？」「はい。なんていうか，憂うつというよりも疲れてしまったっていう感じです」
「不思議な世界に入り込んでしまった感じ？」「そうですね。今までとは違ってしまって」
「いつから？」「はっきりとは覚えていないけれど，2か月くらい前からだと思います。めまいっていうか，フワフワしているっていうか。……気持ちが悪いんです」
「仕事をしていても，自分がそれを行っている実感がない？」「そんな感じです」
「苦しいですね」「はい。私でなくなってしまった感じで，……何をやっているのかわからなくて，主任さんの指示も頭に入りません」
「頭では何をやっているのかわかりますか？」「頭ではわかっていると思います」
「でも実感がなくて，こころの底からわかっている感じがしない」「それです。頭と気持ちが分かれてしまっているようで」
「ピタッと一致しない」「はい」
「1つひとつの行動も不自由ではない？」「すごく不自由です。というか，ミスをしないように，ものすごく気を張っていなくてはいけなくて」
「仕事中，ミスしないようにずっと頭で自分をコントロールしなければならない感じ？」「はい。一瞬も気が抜けなくて」
「ちょっとでも気を抜くと？」「自動的に行動してしまっていて，怖い。……疲れました。実際にいくつかミスをしそうになって，主任さんから，あなたらしくないと言われました。でも，私もどうしたらよいかわからなくて」
「喜怒哀楽の感じは薄くなっていませんか？」「ここのところ感情がありません。皆が笑っていても，私一人面白くないのです。面白いという感情がなくなっています。皆に合わせて笑うのにも疲れました。あ，ここで笑わなければいけないんだ，って」
「周囲の感覚は？」「それも現実味がないというか。ぼんやりした感じです」
「憂うつな感じは？」「あります。とにかくこのような世界から抜け出したいのに，抜け出せないので，絶望的というか……」

この時点で，T子の「うつ状態」は，離人状態により生じた2次的なものである可能性が強く示唆された。T子には，離人症の説明を具体的に行い，医療ミスを防ぐためにもしばらくの休職を指示した。

生活史

T子は関西地方の田園部にて，会社員の家庭の第2子として誕生した。生来表裏がなく，「生きることが不器用」，しかし責任感が強く，手を抜くことが下手であり，他人に気を遣う一方で負けず嫌いでもあったという。高校を優秀な成績で卒業し，看護師の道を目指して地元の看護学校で学んだ。なお本人は，看護学校在籍時より，「私は不器用で，物事をすべて頭の中で計画し，それを実行に移さないと実務や勉強をこなせないタイプ」「1回パニックになると歯止めが利かなくなる」「他の友人と比較して，自分というものがなく，そういう自分が嫌だ」と思ったという。

T子は，自らの希望である総合病院に就職した。当初本人は，病棟勤務を希望したが，実際には外来勤務となった。本人は「1つのミスもないように気を配り，いつも自分が行った業務が『これでよかったのか』と確認しながら働き」，その勤務態度は比較的高く評価されていた。ただし本人の陳述によれば，「外来にドーッと患者さんが押し寄せたときには，パニックになる」とのことである。しかし「そのようなときは自分に冷静になるように言い聞かせ，頭で1つひとつやらなければならないことに順番をつけ，対処できるようになってきた」ともいう。

現病歴

　就職3年目，T子は自らの希望で外科系の病棟に配属された。当初病棟では，彼女に『新人同様の』教育的配慮がなされたが，彼女自身には「看護師3年目という事実が負担になった」という。本人にとって病棟業務は一から覚えなければならないことが山積みで，また患者さんとの1対1の密接な対応に戸惑い（患者さんから個人的な見解を求められることが多く，外来で体験しなかった看護師−患者関係に戸惑った），徐々に患者に接することが「怖くなってきた」という。しだいにT子には緊張が高まり，不眠も出現，先述のような状態に陥ったのであった。

治療経過

　治療開始後1週間目，T子は相変わらず，離人症状と抑うつ感を訴えたが，疲労は幾分改善されたようであった。この時期，彼女は郷里より心配して駆けつけた母親と都心近郊の観光地に出かけたが，「仕事のことがまだ頭から離れない，こころここにあらずという感じ」「すごく楽しいとは思わなかった」「やはり以前のような実感がない，喜怒哀楽がない」と語った。しかし3週目になると，「友人と話していて少し感情が戻った感じ」がし，また「晴れた日に外に出ると，『天気がいいなあ』と少し感じる」ようになってきた。ただ依然として「周囲の言葉が胸に響いてこない，喜怒哀楽がない，昨日の記憶がポッカリ抜ける」などの体験は残っていた。

　治療開始後1か月目，T子は「少し仕事をやれる感じがする」と述べると同時に，「私には，1年目も2年目も自信がなかった。ただ周りの人は私をで・き・る・と言ってくれた。私はいつも周囲と比較して，まだまだと思いながら生きてきた。昔から私には自分のスタンスというものがなかった」「私は自分と向き合うことをせず，八方美人だったのだと思う。だから患者さんと向き合うのが怖い」とも述べた。治療開始後5週目，離人症状には大きな変化はなかったが，瞬間的に実感が蘇る頻度が増加したとのことであった。

　2か月目，T子は「不思議なくらい穏やか」になり，離人症状に伴ってみられた抑うつ感や焦燥感はほぼ消失，友人との外出も増加し，「実感はまだあまりないけれど，それなりに楽しめる」ようになった。また「ものすごくリアルな夢を見る。夢の中の方が大変。常に追いかけられて逃げている」と述べた。さらにその1週間後には，「友達と会って御飯を食べて，ささいなことで笑えるようになった」と語った。

　治療開始後3か月目，T子は「ここのところ浮き沈みが激しい，浮いたときは大笑い，沈んだときはイライラして，自分をコントロールできなくなりそうで不安」と訴えた。これに対して主治医が「だいぶ感情が戻ったね」と評すると，本人は驚いたらしく，「私って意外と感情の激しい人間なんですね」と述べていた。その翌

> 週には,「おかげさまで, だいぶよくなった」「まだピーンとこないことはあるけれど, 職場に復帰しようという気が出てきた」, また「離人症になってずいぶん変わった。離人が私をわからせてくれた。自分と正直に向き合うようになった」と語った。
>
> 約4か月の休養ののち, T子は再び勤務場所を外来に移して, 職務に復帰した。復帰後1週間目の診察では,「毎日が走馬灯のように流れていく, 忙しくて忙しくて, 仕事を終えて1日を振り返ると, とても長く感じる」と述べていた。

● **離人症の精神療法のポイント**
▶ 離人症の治療は困難なものなのか

これまで, 離人症の治療(精神療法)は困難であるといわれてきた[33]。精神病理学的に離人症は, 自己意識の病という側面をもち, そのため統合失調症と近縁の病態とみなされる傾向があったことが, その一因であろう。たしかに離人症状が長期間持続(半年以上ないし年単位)するような, いわゆる重症離人症では, (自分自身の実存的感覚が希薄になってしまったという)自己意識が過敏となり, これは統合失調症の病態に近接しているとも解釈される。そのような離人症の病態に関しては, これまでいくつかの考察があるので, 詳細はそれらをお読みいただきたい[33, 81, 93, 114, 124, 135, 136, 146, 153]。

しかし臨床現場でわれわれが出会う離人症の患者さんの多くは, 期間もより短く, また自己に対する内省も「重症離人症」ほどは強くない。その悩みの主体は, 自己の実感(実在感)のなさそのものよりも, 自己の陥った状況に対する戸惑い, さらには自己の一貫性や自己のコントロール困難から生じる現実的な問題であることが多い。ちなみにDSM-5において離人症(離人感・現実感消失症)は, 解離症群(解離性障害群)の1つに位置づけられている。たしかに現場で出会う多くの離人症は, 精神病理学的にも統合失調症圏というよりも, 解離性障害の病理(本来統合されていて, しかも一貫性があると期待される, 1人の人間としての諸機能が障害を被る精神現象)から理解した方が実践的であるように思われる[43]。

▶ 離人症の診断行為自体が治療の重要な要素である

さてこのような離人症の精神療法の基本は, その診断行為の中にあると思われる。なぜなら彼らの苦悩のかなりの部分が, 自分が陥ってしまった状態に対する了解不能性, 言語化不能性, 他者との共有不能性にあるからである。上述のT子の面接過程でわかるように, 離人症状の特徴に関する質問から彼女は, 了解不能であった自己の状態が, おそらく初めて明確な言葉として示され, 同時に他者と初めて共有された感覚を体験する。ちなみに筆者は, これに引き続き, このような状態を「離人症」と呼ぶこと, 精神医学では歴史のある概念[141]であり, それは離人状態に陥った人でなければなかなか理解できない状態であること, しかし思う以上にこの状態は多くの人が体験していること, そして決して重篤な精神病性の障害ではないことを付け加える。離人症の患者さんは, この説明だけでかなり不安が解消される(筆者の臨床経験では,

うつ病の診断基準をも満たした事例の場合，うつ症状の軽減も可能となる）。

▶実感の回復を保証する

次の治療のステップは，彼らが求めてやまない「実感の回復願望」への対応である。この回復に関しては，うつ病と同様に，まずはエネルギーの蓄積が重要なポイントと思われる（そのためにも，併存している不安やうつに対する薬物療法は有効である）。患者さんには，エネルギーが蓄積すれば，自ずと実感が戻ってくることが多いことを説明し，実感の回復を保証する。そしてそのためにもいったん，仕事などの課題から退き，十分な休養をとることを勧める（休養期間は最低でも1か月，通常は3〜6か月）。ただしうつ病の場合以上に，ストレスとならない行動に関しては，原則として制限を行わない。患者さんの中には，T子のようにリアルな夢に苦悩している人もいる[153]が，この現象も逆手にとって，「たとえ夢ではあっても実感を得る能力が自分の中にきちんと存在している」ことを保障する。

▶実感の回復を求め過ぎないことが重要

実感の回復に向けての実践のポイントは，彼らがもっている過剰な内省傾向への対応である。彼らの多くは，実感の回復を自ら求めてさまざまな行動にチャレンジする。しかしこのようなチャレンジは，エネルギーが回復しなければ，たいていは不毛な結果を招く。筆者は意図的なチャレンジを行わないことを推奨し，その代わり，行動している間に一瞬でも実感を体験できたなら，その体験を記憶にとどめていく作業を推奨する[33]。

第4節 自閉スペクトラム症における抑うつ

ASD者の抑うつ（うつ病の合併）はこれまでにも多く報告されてきた[52]。彼らの場合，たとえDSM-5のうつ病の診断基準を満たしていても，メランコリー親和者のうつ病を基準にみると，周囲が呆気にとられるような体験をすることが間々ある。例えば，次のような事例を体験した臨床医は少なくないと思う。つまり職場でうつ状態を呈し（とはいっても職場での適応はもともと悪く，いわゆる自己流で常識が通じにくい），同時に了解不能な行動（例えば勤務時間中にトイレにこもったり，喫茶店に出かけて気晴らしをしたりするなど）をとったり，奇妙な身体的苦痛や不調（執拗な腹痛や吐き気など）を訴えたりする。さらにその一方で，休養すると途端に元気になり，平然と（休養中にもかかわらず）レジャーや趣味を楽しんでいるような事例である。これらは，先に述べた現代の青年のうつ（p61参照）の特徴に通じるところもあるが，了解不能な行動や奇妙な身体的苦痛や不調において，独特な病像といえる。

● ASDとうつ病──心因反応性の抑うつ

ASDと気分障害は，操作的診断では合併がみられやすいことが知られている[138, 149]。しかし上述のように，ASD者のうつは独特であり，臨床場面ではうつ状態の背後に隠れているASDの診断を正確に行い，彼らの抑うつの精神病理学的特徴を

も理解し，適切な対応を行うことが必要となる。

さてASD者のうつの多くは，ASD型自己と一般型自己（p3参照）との機能の様態のずれがもたらすASD者の苦痛を反映したものといえる。文献的にも彼らのうつの多くは，心因反応的な現象[19,48,148]と解釈され，例えば職場で周囲から「常識のなさ」を注意され続けたことによるものと理解される。したがって彼らの置かれている環境と密接に結び付き，彼らに高率にみられる社会的引きこもりとの関連も指摘されてきた[58,87]。

しかしこれだけでは，一般者の心因反応とそれほど質的に異ならない。タッチパネル型のASD型自己の特徴の1つは，うつという状態（情態）が，その職場というウィンドウ内部で生じた状態（情態）であり，原則として他のウィンドウにまでは及ぼさない（他のウィンドウ内は通常の状態（情態）に気分づけられている）点にあろう。これは一般の格子型人間（p7参照）以上に顕著であり，したがって職場では抑うつ的であっても，自宅に戻ればいたって元気で，生き生きと生活する場合だって十分にありうるし，また経過を追ってみると，例えば休職したり入院したりすると一気にうつが解消されたようにみえる場合もある。しかも彼らに特徴的なことは，彼らからは，うつなどなかったかのような陳述が得られたり，以前のうつのエピソードを，まるで評論家のように語ったりする点にある。

ASD型自己のもう1つの特徴は，抑うつの感覚が，自己の状態（情態）であるという感覚を介することなく，直接身体に響きかねない点である[48]。そのため彼らは身体感覚に過敏となり，それに対する対処行動に余念がなくなる。例えばあるサラリーマンは，職務中にトイレの個室に立てこもり「体調を整え」，またある技術者は，勤務時間に屋上に上がり「体を冷やした」という。これらの行為は周囲からは理解しがたいばかりか，重篤な「精神病」（による自殺企図）なのではないかと認知されかねない。

しかし以上は，ASD型自己の特性を知っていれば，ある程度了解できる現象である。

●ASDとうつ病—内因性のうつ

ASD者には，心因性にとどまらず生命感情の低下を基盤にもつうつ病も存在する。この場合のうつには，上述のような心因は見当たらず，その意味で内因性のうつ病といってもよいと思われる。ただしこのようなうつ病も，一般者にみられるうつ病とは，いくつかの点で異なっており，その精神病理の特徴をつかんでおくことが，臨床上重要である。なぜなら筆者の経験では，突然の自殺企図の危険が存在し，細心の注意が必要となるからである。ここでは以前に他の著書[48]で紹介した一例を挙げておく。

症例　N氏　初診時21歳　男性　会社員（p12参照）

N氏は，自殺企図ののち，受診してきた会社員である。受診理由は，旅先の京

都にて自殺を企図したためであった。搬送された救急外来での診断はうつ病疑いであり，3週間の入院治療ののちに帰宅，心配した両親に連れられて受診してきたのである。

初診時面接

初診時，すでにDSM-5の大うつ病の診断基準は満たさず（自殺時点を振り返ると，これを満たしていた），N氏は「とりたてて問題はない」と淡々と語った。しかし筆者には，むしろ「感情表出のなさ」に予測不能な（不気味な）自殺衝動を感じた。そこで約1か月前の自殺について尋ねると，彼はただ「死にたかったから」とのみ語り，要領を得なかった（はぐらかされたような印象）。一方で彼の独特な点は，京都までの詳細な旅程を筆者に一方的に語った点にあった。また彼は京都での出来事を「京都事件」と名づけ，どこか他人事のようであり，さらに彼の現在の希望は，「立ち直るためにデイケアに通いたい」の1点であった。

生活史と現病歴

その後彼の生育史や生活史を聞いてみると，次のようなことが判明した。すなわち彼には，幼少時より友だちが少なく，会話も流暢さに欠け，文語調の奇妙な話し方が目立ち，小学校時代より級友にからかわれていた。昭和年代の日本映画に興味があり，それらのストーリーはもちろん，台詞の一言一句まで丸暗記していたという。その後彼は理系の大学に入ったが，「くだらない講義ばかりのため」中退し，20歳時より宅配会社の倉庫管理の仕事を行っていた。

現病歴に関しては，職場の「荷物の分配方法が日本地図の区分と異なっており，イライラして体調を崩した」こと，そして21歳時，（とくに誘因もなく）急激に頭痛や体温へのこだわり，「イライラ感やせきたてられる感じ」が増大し，まもなく「絶望感に襲われて」京都に出かけて自殺を企図したことくらいしか把握できなかった。

その後の経過

彼の「立ち直るためにデイケアに通いたい」という希望は，幾分唐突には思えたが，ASD者としての彼特有の思考様式と考え，デイケアと外来とで様子をみることにした（なお彼の希望していたデイケア施設は，統合失調症患者主体のものであることを彼には伝えたが，彼の希望は揺るがなかった）。デイケア場面の彼は，活動性は高いが怪我が多く，また人間関係はきわめてぎこちなく，常に軽い「イライラ感」ないしアンヘドニア（無快楽：一般に「楽しい」「嬉しい」「心地よい」などの快感情の喪失を意味する）が持続している印象であった。

デイケア終了後，仕事に戻った彼ではあったが，21歳時と同様の体験は，その後も1年に1〜2回認められた。そのような時期には，他の事柄への思考の転換ができず，同時に自室に閉じこもってしまう。強いアンヘドニアと絶望感，焦燥感が観察されると同時に，面接時に主治医が尋ねれば，自殺への衝動性の存在が語られる。このような状態は1〜2か月ほど持続し，その後何事もなかったかのように元の生活に戻る。

ASD 者の内因性のうつ病の場合，心因性以上にうつ自体が自己との関係で捉えられにくい。したがってそこでは，抑うつ感や微小妄想は出現しにくいほか，うつ自体が（「抑うつ感」を介さずに）直接的に身体に響くようである[18]。この身体感覚はまた，冒頭にも記したように激しい苦痛を喚起し，これが衝動的な自殺企図に結びつく危険性も考えられる。さらに彼らの場合，言語表現が少ない分，周囲からその危険が察知されにくい[48]。

● ASD 者のうつへの対応方法のポイント
▶心因性のうつの場合

心因性の場合は，第 1 に，彼らの訴えが激しいものであっても動ぜずに，環境調整を行うことが好ましいと思われる。これは数日の休養でも，一時的な入院治療でもよい。とにかくうつで満たされているウィンドウをいったん閉じ，別のウィンドウを開かせることで，精神症状のコントロールがかなり可能なのである。本人には，「こころのリセット」などといった用語を用い，このプロセスを誘導するとよいと思う。第 2 に薬物療法に関しては，あくまでも補助的なものとし，一過性の抑うつや不安の軽減のため少量の抗うつ薬ないし抗うつ作用のある非定型抗精神病薬や，抗不安薬を使用するのがよいと思われる。第 3 に，職場復帰の際の配慮であるが，できれば ASD 型自己が許容されやすい部署への配置転換が望ましい。元の職場に戻る際には，周囲の者に ASD 型自己の機能様態（**表 1**，p9 参照）をわかりやすく説明しておく必要があろう。

▶内因性のうつの場合

内因性の場合は，とにかく自殺や他の衝動行為への注意が必要である。先にも述べたように，うつ病患者としての捉えどころのなさが，ASD 者を疑わせる入り口となる。このような場合には，家族や周囲の者から，本人の発達史や精神行動特性を聴取する必要がある。そして，入院治療の導入（診療所で治療する場合には，緊急事態に備えてあらかじめ入院施設を紹介しておくこと）などを最初に考える。第 2 に，薬物療法に関しては，十分量の抗うつ薬や非定型抗精神病薬の使用，さらには衝動性に備えた抗てんかん薬の使用を考える。第 3 に，治療が進んでも，絶えず再発の危険を念頭におく必要がある。少なくとも少量の非定型抗精神病薬は，ベースに残しておくとよいと思われる。

第 5 節　統合失調症の過程にみられる抑うつ

本章の最後に，統合失調症の過程においてみられうる抑うつについて触れておく。内因性の精神障害の中でも，気分障害と統合失調症の境界ないし混合をめぐっては，先に非定型精神病（統合失調感情障害ないし短期精神病性障害）の概念をめぐって詳しく述べてきたが，ここで触れるのは，あくまでも（典型的な）統合失調症の経過中に出現しうる抑うつに関する問題である。

● 統合失調症後抑うつ

　統合失調症の経過でみられる抑うつの病態として，これまで最も注目されてきたのは，おそらく統合失調症後抑うつ（Post-schizophrenic depression）であろう。この名称は，現在の操作的診断基準では ICD-10 の中で記述されており（DSM では明確な記述はなく，DSM-Ⅳ-TR ではその付録に記述がある），筆者なりにそれをまとめると，以下のような特徴が見出せる。

　すなわち，統合失調症後抑うつという病態は，統合失調症性疾患の後に生ずる抑うつ性のエピソードである（しばしば遷延することがある）。この病態では統合失調症症状がいくつか残存しており，その多くは陰性症状であるが（陽性症状が残存していることもある），それらが臨床像全体を支配するまでには至っていない。この場合の抑うつの要因に関しては，もともと存在していたものが精神病症状の消褪とともに顕在化してきたものなのか，それとも統合失調症に罹患したことに対する心理的反応によるものなのか不明である。さらにこの病態全体の臨床像も漠としており，はたして臨床像のどの部分が抑うつに由来しているのか，それとも統合失調症そのものの意欲の減退や感情の平板化に由来しているのか，さらにいえば抗精神病薬の作用に由来しているのか，実際には見極めがつきにくいのが現状である。

　ちなみに，ICD-10[150]による統合失調症後抑うつの診断ガイドラインを示すと，以下の通りである。

(a) 過去 12 か月の間に，統合失調症の診断のための一般的な診断基準を満たす統合失調症性疾患に罹患していた。
(b) 統合失調症状がいくつか残存している。
(c) 抑うつ症状が支配的で患者を悩ませており，少なくともうつ病エピソードの診断基準を満たし，少なくとも 2 週間は続く。

● 統合失調症における初期抑うつ

　上述のように，統合失調症後抑うつという現象そのものは存在するが，その臨床像も病態も漠としたものである。しかしうつ病との鑑別という視点に立つと，実際の臨床場面において統合失調症後抑うつは，それほど問題になる病態ではないであろう。なぜなら，いくら抑うつが主症状になっていても，ほとんどの対象患者さんは，すでに統合失調症の診断とその治療を受けているからである。

　それに比して臨床上，うつ病との鑑別が困難なのが，統合失調症の発症前夜にみられうる抑うつの病態である。とりわけ顕在発症に至るまで，長期にわたって抑うつ状態が持続した場合，診断も治療も難しいことが少なくない。やはり精神病理学的な洞察と適切な精神療法が必要な病態といえよう。

　精神医学の歴史を振り返ると，このような統合失調症発症前夜の抑うつをめぐっては，Conrad[12]の「初期抑うつ」(initiale Depression)という概念がある。彼はこれを，彼の言うトレマ（p22 参照）の臨床的特徴の 1 つとみなし，この時期が単に妄想気分のみでなく，ときに「内因性うつ病の特徴をもつことがある」と注意を喚起している。たしかに彼がいうように，この期に罪業体験をもつ患者は比較的多い[105]。

しかしこのような抑うつは，第1部第3章に記したような，うつ病（内因性うつ病）の典型像とは異なるし，またわれわれが本人を前にしたときの印象にも，独特なものがある。そのためか本邦には，この抑うつの特性を明確にしようとする研究が存在してきた。なかでも津村[144]は統合失調症初期の抑うつ状態では，不分明な点が多いとしながらも，次の2点を特徴として抽出している。その第1は，制止という症状をめぐるものであり，それはうつ病における「何かしようと思ってもできない」という感覚ではなく，「何もしようとすら思わない」という感覚に特徴がある。その苦悩はしばしば診察者に伝わりにくく，全体として「生彩のない空虚な不穏状態」にみえる。第2の特徴は漠然とした不安を伴っていることである。しかも診察者は，この不安になかなか共感的態度をとりえず，やはり空虚な捉えどころのない印象を受けてしまう。

● **統合失調症の初期抑うつの事例**

症例 ▶ **C子　26歳　女性　会社員**

C子は，彼女が勤務している会社の産業医からの依頼で診察にあたった女性である。産業医によれば，C子はここのところ勤務を休みがちで，しかも抑うつ気分が強く，うつ病の治療が必要と思われるとのことであった。

初診時所見

初診時のC子は，礼節は保たれてはいるが，きわめて線の細い印象を与える女性であった。以下は，初診時の面接の様子である。
「どうしましたか？」「産業医のM先生（内科医）に，……先生の診断を受けるように指示されました」
「M先生からは休みが多いと聞きました」「はい。なんか。……」
「もし会社に来られない理由があったら教えてください」「皆に迷惑をかけますから。……」
「部署の人に？」「上司にも会社にも。……何もできないのです。……当たり前なことができなくて。……」
「当たり前なこと？」「……大人ならば当たり前にできることが，私にはできません。……みんなに迷惑をかけます」
「大人とは社会人ということ？」「最初から私は，社会人失格なんです。……」
「最初からというと？」「たぶん，生まれたときから……そうなれないのだと思います」
「ところで憂うつな気分も強いとM先生から聞きましたが？」「……憂うつです」
「食欲は？」「ないと思います」
「以前に比べて食欲は減っている？」「はい。……」
「体重は落ちていない？」「……わかりません。体重を測る体力もないので……測っていないからわからないです」

「睡眠は？」「あんまり。うとうとしていて，寝ているのだか起きているのだかわからないと思います。……」

「興味や楽しみは？」「ないです。……もともと何が好きなのかわからない」

「楽しい感覚は？」「……楽しい感覚ですか？」

「はい」「……あんまり，というか，たぶんないと思います」

「いつ頃からそう感じた？」「……いつ頃から？ ……いつ頃からですか？ ……わかりません」

「集中力は？」「ないです」

「考えはまとまりますか？」「……まとまりません。……考えがないのかもしれない。皆に迷惑をかけるんです」

「会社を休んでいるときは，どのようにして過ごしていますか？」「……寝ています」

「疲れやすい？」「はい。疲れます。……両親にも迷惑をかけています」

「ご両親は会社を休んでいることに関して何かおっしゃってますか？」「……とくに。……呆れていると思います。いくつになっても自立できないし。……申し訳ないと思います。……駄目なんです私」

「両親から自立するように言われたこと」「たぶんないです。……体調のことを心配してくれます。申し訳なくて……」

C子と会話をしていると，とにかく覇気が感じられず，彼女自身の状態（情態）が抑うつ気分にあることは察せられた（DSM-5のうつ病の診断基準は一応満たしていた）。しかし同時に，彼女の訴えは漠としており，捉えどころがなく，空虚な印象が漂っている。それでいて彼女からは，張りつめたような緊迫感がひしひしと感じられ，自身の存在に対する底知れぬ不安を抱いているように感じられた。また同時に周囲に対しては罪責感ないし加害感をもっており，それは訂正不能の域にまで達しているように思われた。

生活史・現病歴の聴取

C子は公務員の家庭に，2人同胞の次女として出生した。発達にとくに問題はなく，幼稚園から高校まで地元で過ごした。小学校時代から「自分に自信がもてず」，とくに中学以降は，「友達にどのように見られているのか，いつも気になり」，そこには「きちんとした自分ができていなくて，一人前になれないという思い」が常に付きまとっていたという。

高校卒業後のC子は，「親の勧めもあって」短大に通ったが，友人はほとんどできなかったらしい（同級生から誘われることはあったが，彼女には仲間に加わる自信がなく，いつも身を引いてしまっていたという）。短大卒業後は，学内の就職課の職員の勧めで現在勤務している企業に就職したが，「一人前でない自分が働いていることに，いつも罪の意識をもっていた」とのことである。彼女の仕事ぶりは，傍目にはきちんとしていたというが，口数はきわめて少なく，周囲も「どこか腫物に触るような対応」を行ってきたとのことである。

就職4年目までは，同性の上司（中年の女性）が，常にC子と同じ部署におり，何かと彼女の面倒をみてくれていたという。しかし就職5年目(25歳)，その女性が他部署に異動になり，男性の「てきぱきと仕事をこなす人」が彼女の新たな上司となった。その時点からC子の緊張は極度に高まり，不眠や食欲不振が生じ，また自宅では母親に，「私は駄目な人間だ」「もう会社を辞めたい」「生きていても価値のない人間だ」などと日常的に語るようになったという。母親はその都度C子に，「そのようなことはないから大丈夫」と説得したが，C子の思考は訂正されなかった。
　徐々に彼女は，自床から起き上がることが困難になり，会社も欠勤しがちとなっていった。母親によれば「本人はしきりに動けないと言っていた」という。また，欠勤日には入浴や着替えなども行わず，自室に引きこもっており，口を開けば「もう会社を辞めたい」と涙声で語るのみであったとのことである。

C子の評価

　C子はたしかにDSM-5の診断基準に倣えば，うつ病の診断が可能である。しかしC子の人物像をみると，少なくともメランコリー親和型性格ないし執着気質をもったうつ病者（双極性障害者）とは異なった生き方をしてきている。彼女の思春期以降の生活は，常に「確固とした自己の成立」という課題にとらわれており，彼女は持続的にその成立不全に苦悩してきた。すなわち彼女の生きる姿勢をみる限り，統合失調症患者の発症前を彷彿とさせるものがあるといわざるを得ない。とりわけ就職5年目からのC子には，（職場でも自宅でも）自己を成立させる手がかりすらまったく得られぬまま，現実社会の中で「行き詰まり」をみせ(p20参照)，緊迫・困惑感が増大していったことが推察される。
　以上より彼女の診断は，暫定的に「抑うつ状態」という状態像診断に留めたが，実質的には統合失調症の発病前夜を疑って，薬物・精神療法を行う必要があると判断された。

C子のその後

　C子には，非定型抗精神病薬の処方を行い（抗うつ効果も期待した），緊迫，困惑に対処すると同時に，自己の成立不全の問題に直面せざるを得なくなる現在の職場環境からいったん離れることを勧めた。また同時に「ゆっくりと自分を作れるような場を，ともに探していく」ことを提案した。しかし，彼女の自己の成立不全に対する絶望感は強く，1週間後には「自宅の周囲の人たちが駄目人間と言っている」「近所の人たちや会社の人たちが私を白い目で見ている」といった被害妄想がみられ始め，同時に自殺衝動も高まった。そのため彼女の安全を確保すると同時に，統合失調症に焦点を当てた積極的な治療を行うため，入院治療に踏み切った。
　現在C子は，精神科病院を退院し，地域にある就労移行支援施設で社会復帰を目指している。

●統合失調症の初期抑うつの精神療法

　C子の事例からも推察される通り，統合失調症発病前夜の抑うつに対しては，小精神療法や抗うつ薬（とくにSSRI）を主剤とする薬物療法が，あまり効果のないことは容易に推察されよう。重要なことは，彼らがとらわれ続けている「自己の成立」のをめぐる課題を治療者がきちんと把握すること，そして彼らが，「いかに努力しても自己（一般型自己）の確立ができない」という絶望感に理解を示す姿勢をもつことにあると思う。彼らの抑うつの本態は，そのような中で生じた，いわゆるエネルギー切れのような状態であり，それは前述のように「何もしようとすら思わない」といった感覚に近い。このような抑うつ症状には，絶望への直面から防衛する機能も存在している可能性がある。

　彼らに対しては，「社会人として生きられているから大丈夫」「必ず将来が開かれるから大丈夫」といった支持的な言葉は，まず効力がない。さらに彼らにとって（休息による）エネルギーの蓄積は，彼らを余計に「行き詰まり」状態に直面させ（自己の成立不全に対する内省を増長し），早晩，妄想世界の展開を招くか，自殺企図に至らしめるか，いずれかの危険を増大させかねない。

　以上を考慮すると治療者は，たとえ彼らが統合失調症の発症にまで至っていなくとも，彼らに対する入院治療や自立支援施設などの利用を決断し，本人および家族の説得を始めることが必要な場合も少なくないであろう。その際の精神療法の主眼は，自分に見合った自己構造を焦らずゆっくり構築するための環境作りに置かれよう。治療者には，そのような環境が存在しうることを保証し，患者に安寧感をもたらすことが重要であろう。

第3章 不安の理解と鑑別

第1節 不安とパニック発作

●不安とは

　本書の冒頭でも述べたように，不安はほぼすべての精神症状の基底に存在しているとみてよいであろう。だからこそ精神医療の現場では，不安はいかなる病態であっても表出され，患者さん自身もそれから解放されたいと望んでいる症状（現象）ないし状態といえよう。精神科臨床上問題となるのは，この不安の表出が治療者に印象的なものであればあるほど，本来の精神疾患の病態がみえにくくなってしまう点である。臨床家にとって大切なことは，不安の背景に潜む患者さんの病理にまで目を向け，しかるべき治療の道筋を描いた上で，適切な精神療法行うことなのであろう。まずここでは，そもそも不安が，1人の人間にとって，いかなる体験であるのかということを確かめておきたい。

　不安体験の記述の秀逸は，おそらく霜山[126]によるものであろう。霜山よれば，人間にとって不安体験とは，①胸を締めつけられるような「狭窄感」，②それをあおられるような「心迫性」，③よりどころのない「浮動性」，④何か「おびやかされる」といった不信感，⑤交感神経緊張に伴う生理学的な変化に基づく「熱冷感」およびそれに伴う気分変容であり，その主体は身体感覚として描き出されるものである。このうち「狭窄感」は，まさに欧米語の anxiety, Angst, anxiété のいずれもの語源と重なり，不安に共通する主観的感覚といえる。

　もう1つ，別の側面から不安という体験の特徴を挙げれば，生田[65]が述べているように，それは人間にとって不快感と緊迫感を伴う安らかでない心身の状態を指す。つまり不安とは対象概念ではなく，「私は不安です」というように，本来述語的に述べられる価値中立的な状態（情態）概念なのである。

　ただこのような不安を，多くの精神科医は，20世紀に発展した心理学や精神医学の枠の中で捉え，また若き精神科医の中には，DSM に記載されている「不安症群/不安障害群」の記述をもとに考える者が少なくないのではないかと推察される。

　ちなみに20世紀の心理学や精神医学では，不安といえば神経症の中核に据えられていた症状であり[116,140]，それは漠然とした未分化な怖れの感情を意味した。恐怖（fear）が，はっきりした外的対象に関するものであるのに対し，不安は内的矛盾から

発する，対象のない情緒的混乱であるとも解釈されたのである[75]。もちろんこれらは，フロイトの神経症理論の影響を受けた考え方である．一方DSM-5の記述によれば，不安とは将来の脅威に対する予期(将来の危険に対処するための筋緊張および覚醒状態，および警戒行動または回避行動とより多く関連)，恐怖とは切迫していると感じる脅威に対する情動反応(闘争または逃避のために必要な自律神経系興奮の高まり，危険が差し迫っているという思考，および逃避行動とより多く関連)をいう(註1)．

註1 これらの解釈の記述は，それぞれ不安神経症や「不安症群/不安障害群」との関連で主になされているため，不安はあたかもそのような疾患に特異的な症状であるかのような印象を与えやすい．

● パニック症とパニック発作

さて，精神科臨床で不安体験の特性が最も直接体感され，周囲からも印象的に捉えられるのは，不安症群の中でもパニック症(パニック障害)であろう．これは「繰り返される予期しないパニック発作」で特徴づけられる障害である．

ちなみにDSM-5のパニック症の診断基準においては，まずパニック発作の特徴を，以下のように記している．すなわちそれは，突然，激しい恐怖または不快感の高まりが数分以内でピークに達し，その時間内に，以下の症状のうち4つ(またはそれ以上)が起こるというものである．つまり①動悸，心悸亢進，または心拍数の増加，②発汗，③身震いまたは震え，④息切れ感または息苦しさ，⑤窒息感，⑥胸痛または胸部の不快感，⑦嘔気または腹部の不快感，⑧めまい感，ふらつく感じ，頭が軽くなる感じ，または気が遠くなる感じ，⑨寒気または熱感，⑩異常感覚(感覚麻痺またはうずき感)，⑪現実感喪失(現実ではない感じ)または離人感(自分自身から離脱している)，⑫抑制力を失うまたは「どうにかなってしまう」ことに対する恐怖，⑬死ぬことに対する恐怖，である．以上の記述をみると，先に述べた霜山による不安体験の記述とほとんど重なっていることが理解できる．

パニック症の場合には，パニック発作に加え，それが引き起こしかねない懸念(抑制力を失ってしまうのではないか，心臓発作が起こるのではないか，どうにかなってしまうのではないか)，ないしはそれを避けるような行動がみられ，かつ物質乱用や他の医学的疾患が存在しないことが診断の条件となる．ただここで注意しなければならない点は，ともするとわれわれは，臨床場面で「パニック症＝パニック発作」という先入見をもちかねないことである．繰り返しになるが，パニック発作自体は，不安体験のエキスがすべて，直接的に表現された現象であり，あらゆる精神障害の患者のみならず健常者も体験しうる現象といえる．これはDSM-5の中でも「パニック発作特定用語」の説明の中に詳細に記述されている(DSM-5の考え方では，パニック発作があらゆる精神障害の重症度の指標や予後の要因になると位置づけられ，それは独立し

た診断区分ではなく，あくまでも不安症状の「記述特定用語」であるとしている）（註2）。

さて，ここで問題となるのが，パニック発作を伴った場合の精神障害の鑑別と，疾患ごとの不安への対応方法である。たしかにパニック発作と捉えられる体験それ自体は，ほぼ共通しているとしても，その体験をいかに受け止め，いかいかにそれに対応するかは，各疾患によって異なってくる可能性があるのである。

註2 ちなみにDSM-5では，パニック発作は，不安症群，抑うつ障害群，双極性障害群，摂食障害群，強迫症および関連症群，パーソナリティ障害群，精神病性障害，物質使用障害などで生じうると記載されている[4]。

●パニック症の事例

ここで，他の精神障害におけるパニック発作様現象との相違を明らかにするために，パニック症の事例を提示しておく。

症例 ▶ I子　32歳　女性　会社員

I子は，大手企業に勤務する会社員である。ここ3か月ほど通勤途中で「体調が悪くなり」，出勤できないことが何度かあったため，社内の健康管理室に相談し，筆者を紹介されてきた。

初診時面接

「どうしました？」「通勤電車に乗ると，自分が倒れてしまうのではないかと不安で受診しました」

「いつ頃から？」「3か月前に，いつものように電車に乗って会社に向かっていたとき，急にめまいがしてきて，胸がす締めつけられるような感じで怖さが襲ってきました。息ができなくなって窒息しそうな感じで，汗でびっしょりになって」

「そのとき意識は？」「意識がなくなりそうだったけれど，かろうじて大丈夫だったと思います。途中の○○駅で電車を降りて，ホームのベンチに座ったけれど，どんどんおかしくなっていきそうで」

「死んでしまうのではないかと」「思いました。で，駅員さんに頼んで，そしたら駅員さんが救急車を呼んでくれて。でも病院に着く頃には，少し落ち着いてきました」

「救急外来ではどのような処置をされましたか？」「念のためにとのことで，心電図と頭の写真を撮りました（頭部MRI）。それでお医者さんからは，たぶんパニック発作だろうと言われました」

「このようなことは初めてだった？」「はい。だから驚いてしまって」
「自分で自分をコントロールできなかった？」「はい。自分がそんなふうになるなんて信じられませんでした」
「その後，通勤電車に乗ることが怖くなるようなことは？」「それ以来，電車恐怖になってしまいました。とにかくあんなに怖い体験をしたことがなかったので，またああなったらどうしようと。…勇気をもって電車に乗ろうとしても，あのときの記憶が消えなくて。それでどうしても電車に乗る勇気が出なくて，出社を断念してしまうことも何度かありました」

現病歴

I子は，2人姉妹の長女で，もともと責任感の強い女性であった。妹は結婚して独立し，I子自身も通勤の都合で実家を離れているため，「仲のよかった家族が3か所に分散し，交流も少なくなった」と語る。I子は会社内での評価も高く，2年前からは所属する部署の副主任の役を担っていた。しかし会社の女性仲間は，ほとんどが結婚して退社したため，社内で相談できる人も少なくなってしまったという。ここ1年は，彼女が果たすべき仕事上の責任も大きくなり，そのためI子は，日常的にストレスを感じていた。3か月前の「発作」は，彼女自身が「独りで生きていくことの難しさを感じ始めた矢先」のことであった。

診断と対応，経過

彼女の診断は，上述のDSM-5におけるパニック症の診断基準を満たしており，彼女に対してはパニック障害の特徴を説明すると同時に，薬物療法を開始した（パロキセチン；20 mg/日より漸増）。その結果，I子の予期不安は，徐々に軽減していった。約半年後に彼女が語ったことによると，「最初はまた発作が起きるのではないかと考えて怖くてたまらなかった。同時にそのような不安に押しつぶされた自分が情けなく，何とか自分を強くしようと必死だった。そのような不安（予期不安）が少しづつよくなってくると，自分で自分を試してみようという勇気が出てきて，通勤電車に積極的に乗ろうとした時期があった。そのうちに，根拠はないけれど，電車に乗っても私はたぶん大丈夫だろうという気持ちが出てきた」とのことであった。

彼女の不安体験の特徴（本人が不安をどのように受け止めているか）をまとめると以下の通りになる。すなわち彼女にとっては，①パニック発作自体が自己違和的な出来事であり，②自身でコントロールすることが非常に困難であると認知されていた。また，このような状況から，③再び同様の症状が生じることへの恐怖（予期不安）が強く認められ，同時に④それまでの（平穏で当たり前な）生活の感覚ないし自分自身の安定感が失われてしまったという苦悩に直面していた。

すなわち典型的なパニック症の患者においては，不安は当の自分の問題（自己のあり方）として捉えられる。認知行動療法がターゲットとするのも，あくまでも，このような自己のあり方なのである。

なお，I子の場合にはパニック発作の原因の1つとして，孤立感（独りで生きていくことの難しさを感じていたこと）を挙げることができよう。パニック症の背景には，このような自己のあり方の問題が存在していることが少なくないが，実際にはそれほど明確に捉えられないこともある。

第2節 パニック発作を生じうる精神障害

● ASDとパニック発作—タイムスリップ現象

パニック発作という病態がASD者に出現するか否かに関しては，これまで詳細な報告はなされていない。しかしパニック発作様の症状がASD者にしばしばみられることは，経験上よく知られている（臨床場面では，しばしばこれが「パニック」とも呼ばれる）。例えば，次の症例のように，突然の動悸やめまい，胸部苦悶感，嘔気，発汗とともに狼狽するといった激しい不安が表出されることは稀ではない。

症例　O氏　初診時38歳　男性　会社員（文献48より改変して引用）

O氏は，産業医の紹介で受診してきた男性である。産業医によれば，ここのところ彼には動悸と胃部不快感が突然生じ，仕事中に絶叫して壁を叩いたり，トイレに駆け込んで1時間以上立てこもったりするといったことが頻回にみられるという。心電図をはじめとする内科所見はとくになく，パニック症が疑われて精神科に紹介となったのである。

初診時所見

しかし彼に会ってみると，その第一声が「お初にお目にかかります—」という独特な挨拶であり，以後の会話はO氏から筆者への一方的なもので終始した。彼の訴えを整理すると，「パニック発作」のそもそものきっかけは，他部署の職員から「弾丸のように仕事の要求をされ，自分の仕事の手順を乱されたこと」にあり，それでO氏は「完全に冷静さを失った」のだという。そこで彼のいう「パニック発作」の状況をさらに尋ねると，「いろいろな人から，『あれはどうした，これはできないのか，なぜこのくらいのことで躊躇するのだ』と一気に言われ，それがどんどん頭の中に溜まって情報処理ができなくなる。そうすると動悸がして自分がわからなくなり，こころも身体も爆発してしまう」とのことであった。またトイレに立てこもった件に関しては，「独りになってパニックを鎮めるため」の行為であることが判明した。

発達史・生活史の聴取

さて彼の容姿，話し方からはASDが疑われた。そこで筆者は，次回の面接で母親に来院していただき，彼の発達史を訪ねた。母親によると，彼は子ども時代から一方的に自分の体験をだらだらと話し，また電車が大好きで中学生時代から一

人旅を始め，高校時代には「電車論」を親戚の葬儀の席で甲高い声で語り，顰蹙を買ったことなどが判明した。

また上司の報告によると，彼は理系の大学院に通い，その当時から自分のペースで実験を行い，現在の会社には技術職として勤務したこと，社内での人間関係では一律に愛想がよく，判で押したように誰にでも同じ調子で喋り（抑揚のない甲高い声），社員からは「浮いた感じ」がすることもわかってきた。彼の不適応が目立ってきたのは，会社の役員から彼の専門知識の豊富さを評価され，それと関連した複数の部署の併任を命じられた頃からであった。彼は自身の任務の中でも，専門外のことには手をつけようとせず，その事項をめぐる事務処理が遅れ，社内や顧客から「無能呼ばわりされた」（本人の陳述）のだという。

治療経過

彼に対しては，1か月間の自宅療養を指示し（実際には6か月間の休職となった），薬物療法を行った。しかしその後も，「パニック発作」は3か月ほど持続した。彼によれば，1日に2～3回ほど「無能呼ばわりされた」場面がフラッシュバックし，動悸と息苦しさ，嘔気が生じるという。この発作は，やはりトイレにこもることで対応するのが最も効果的であったが，発作が起こることを恐れて，当初は外出に関して慎重な姿勢をみせていた。

さて，O氏にみられた精神現象は，表面的には「パニック発作」が疑われる。しかし先に提示した典型的なパニック症の人たちのように，「発作」や不安を当の本人の問題（自己のあり方）として捉えようとする姿勢に乏しい。ASD者であるO氏の場合は，パニック時の身体感覚にただ翻弄されている感があった。ただ彼をASD者としてみると，そこにはASD型自己特有の反応をみることができる。

受診前のO氏のパニック発作様の病理は，外部からの情報が「頭の中に溜まる一方」であったことによるという。このような彼の陳述が物語るように，自身の規格に合わない情報の処理は，ASD型自己の機能不全を招く可能性がある。またこのような事態は，交感神経系の緊張や知覚過敏に直結し，主観的には息苦しさを誘発して，一気に激しい不安状態をもたらす危険がある[48]（結果的に操作的診断では，パニック発作の条件を完全に満たしうることになる）。

また受診後の治療過程でみられたO氏のパニック発作様の病理は，彼が述べたように「フラッシュバック」にあり，これは杉山のいうタイムスリップ現象（p78参照）として理解できる病態である。ASD型自己を考慮すると，過去の職場体験のウィンドウが自動的に開かれ，それが閉じられるまでの間，激烈な不安体験がみられたのであろう。これは本人にとって予期しがたい体験であり，そこから予期不安を思わせる訴えがみられてもおかしくはない（典型的なパニック症ほどではないが，彼も「外出が怖い」と語っていた）。やはり結果的に，パニック症にかなり類似した病像となりうる。

O氏のようなASD者のパニック発作様体験への対応は，O氏自身が試みているように，その場面のウィンドウを閉じる有効な方法を見出すことである。その方法は，

時に周囲から了解不能な行為にみられる危険もある。主治医の役割の1つは，それが本人にも周囲の者にも，彼らなりの「対処行動」であることをわかりやすく説明することであろう。

● 統合失調症・構造化不全群とパニック発作様現象

統合失調症圏の疾患においても，パニック発作様の現象がみられることがある。それは，まだ妄想が形成されきれていない発病前夜(p20～23参照)や，確固とした妄想世界を形成しにくい一群にみられやすい。ここでは後者の1つとして，統合失調症・構造化不全群に注目したい。

▶統合失調症・構造化不全群の特徴

統合失調症・構造化不全群とは，1990年代に筆者ら[37,38]が急性期入院病棟で体験した，比較的若年発症の男性統合失調症の一群である。この一群では漠然とした自我障害が比較的若年から生じ，発症後には幻覚・妄想，自明性の喪失，自生体験を思わせる表現など多彩な症状がみられるが，いずれも浮動的で定まらない。彼らの基底にあるはずの不安や緊張すらも浮動的で，時には緊迫感が伝わりにくく，一見軽症にみえることすらある。しかし不安体験自体は激烈で，いったんそれが出現すると，死への衝動性が突然激しく表出されて自殺企図や自傷行為を繰り返しやすい。彼らの不安はいわばむきだしの不安といえ，その対応に治療者は苦慮する。

ここでの問題点は，彼らの不安の表出のされ方である。彼らの内界を把握することはおよそ困難であるが，周囲からみていると彼らの不安の表出はとにかく唐突であり，彼ら自身にとってもおそらくはこの体験が予期しえぬものであることが推察される。またその際の彼らは，息苦しさや動悸を訴えることが多く，したがって表面的にはパニック発作に類似するところがあるのである。しかしこの体験の特徴は，あくまでも死への衝動性とともにみられる行動散乱にあり，治療場面においては即座に鎮静のための処置を必要とされる点が，パニック発作とは異なる。

▶統合失調症・構造化不全群の病理と対応方法

さてこの一群の精神病理であるが，その中核はあくまでも自己の成立不全にあると思われる。しかし一方で以前に筆者[50]が考察したように，彼らのこころの構造はかなりASD者と共通項をもってもいる。彼らの自己機能の様態は，ASD型自己と類似しているとみてよい。彼らには，不安のウィンドウのようなものがあり，それが何らかの拍子に開かれると，突如として激烈な不安に襲われるようなのである。また彼らの不安状態は，(実際には鎮静処置によりつかみにくいが)「スイッチがオフになった」ように静穏化されうることも事実である。

彼らのパニック発作様の体験に対する対応は，通常のパニック発作ともASD者のタイムスリップ現象とも異なる。とにかく激しい自殺(自傷)への衝動性を抑えるための，十分量の抗精神病薬，気分安定薬の投与と，隔離などの対応が必要である。しばしば彼らは，コントロールが利かなくなる自身に対して恐怖を感じており，身体抑制それ自体が不安の軽減に有用なことすらある(自ら抑制を希望する者もある)。

> 症例　Y君　17歳　男性　高校生

　Y君は，1年ほど前（高校2年生時）から身体の違和感を覚え，内科受診を繰り返し，内科医からの紹介で精神科外来を訪れた。内科医の紹介状によれば，Y君はこのところ頻繁に「急に胸が苦しくなり，胸をたたきながら『パニック』になることを繰り返していた」とのことであった。精神科外来では，パニック症（パニック障害）が疑われて治療が開始され，抗不安薬が投与され始めた。

救急外来の受診
　筆者がY君に初めて出会ったのは，筆者が夜間当直の際であった。このときの彼は激しい精神運動興奮状態にあり，「胸が苦しい。何とかしてください！　何とかしてください！」と叫びながら足踏みをし，また突然トイレに突進してトイレの隔壁をよじ登り，そのまま頭部から床に飛び込もうとした。彼のきわめて激しい衝動性に対しては，一刻の猶予もなく鎮静処置と身の安全の確保が必要であった。そのため家族の同意のもとY君を医療保護入院とし，以後抗精神病薬の投与を開始した。しかし翌日のY君は何事もなかったかのようにケロッとし，同室に入院していたほぼ同年代の青年とふざけ合っていた。そのような彼の容姿からは緊迫感もあまり感じられず，筆者には彼の内面が捉えられぬまま，経過をみざるを得なかった。

生活史と現病歴
　Y君は会社員の家庭に誕生し，幼少時より口数が少なく「手がかからない子」であった。とくに発達上の問題はなかったが，小・中学校時代の彼は友人が少なく，一人ゲームで遊んでいる姿が目立った。中学1年生頃から，彼は「自分と他人の考えがずれている」と感じ始め，また時計の音なども「異常に大きく感じ」，さらに2年生頃からは「映画の画面が浮かんだり，頭の中に音楽が流れたりする」といった自生体験を思わせる現象が散見されるようになった。中学3年生になると，「頭に血がのぼる」など，身体感覚に関する訴えが出現し，この頃から気力や忍耐力が低下，そのため登校できない日もみられ始めた。高校は第2希望の学校にかろうじて合格，その後も欠席は多くみられたという。

　上述のように，高校2年生頃から彼には，しばしば身体の違和感が突然生じて「パニック」になった。また母親の陳述によれば，この頃から彼は急に疑心暗鬼になって，「皆が僕を馬鹿にしている，男らしくないと噂している」と述べたりすることが何度かあったという。母親は，高校の担任にいじめがなかったか確かめようとしたが，このような精神の変調はいずれも一過性で，しばらくすると何事もなかったかのように落ち着いていたため，確認までは至らなかったとのことである。

入院後のY君
　入院後も，急激な状態像の変化はしばしば生じ，治療者にはY君の行動の予測がつかなかった。ただ彼には，「自分の身体が自分の思い通りに動かない」「体

の形が変わってしまった」「自分で自分がわからない」といった自己と身体にまつわる不確実感が持続していることは確かであった。また発作様の不安の出現とともに一気に衝動性が高まる(実際に壁に頭部を激しく打ち続けたり,扉に激しく体当たりしたりした)ときと,「皆が馬鹿にしている」といった被害念慮ないし被害妄想が顕著になるときとがみられ,いずれの際にも自ら隔離室の使用を強く希望していた(抑制を要求することもあった)。一方で,このような不安や被害感が引いていくと,他患と戯れ,ふざけやおどけ,そして逸脱行動(院内での飲酒)がみられた(このような予測不能な状態に対して,一時期は高用量の抗精神病薬の使用を余儀なくされた)。

Y君のこのような発作様の不安と衝動性は,約3か月間,断続的に認められ,その後徐々に,頻度が少なくなっていった。現在のY君は30歳代になり,自宅で生活しているが,精神的エネルギー(エネルギーポテンシャル)の低下がみられ,就労が困難な状況にある。

● **慢性期統合失調症とパニック発作様現象―知覚潰乱発作**

パニック発作様の現象は,統合失調症の慢性期にもみられうる。それが知覚潰乱発作と呼ばれるものである。

▶ **知覚潰乱発作とは**

知覚潰乱発作とは,かつて山口[151,152]らが述べた慢性期の破瓜型統合失調症患者にみられる知覚変容体験である。これは突然生じる(予期不能な)不安や恐怖を伴った体験であり,異常感覚(知覚の変容)のほか,心悸亢進,発汗,窒息感,嘔気,ときに抑制力を失って「どうにかなってしまいそうな」恐怖や死ぬことに対する恐怖がみられる。その多くは,本人から自己違和的・例外的な体験と捉えられ,持続時間は数分から数時間(その意味では,パニック発作よりも長く続く場合もある),睡眠により消失しやすく,治療的にはベンゾジアゼピン系薬物が有効という特徴をもつ。

知覚潰乱発作は,全般的に精神的エネルギー(エネルギーポテンシャル)の低下した慢性期の破瓜型統合失調症の人たちの普段の容姿においても,また病前よりも豊かな感情を体験しにくいであろう彼らの内界においても,異質な感覚が抱かれる体験である。とにかく彼らにとって,この発作体験は生々しく感じられ,それゆえに慢性期の症状の中でも「異質性」(p30参照)が減じることなく訴えられるのである[106]。だからこそパニック発作との類似性が目立ち,臨床場面では「(慢性期)統合失調症におけるパニック発作の併存」といった解釈がなされやすい。

▶ **知覚潰乱発作の病理と対応**

ただここでも知覚潰乱発作特有の病理は押さえておく必要があろう。以前に筆者[50]が述べたように,これは,あくまでも格子型人間である破瓜型統合失調症患者(すなわち自己の統合のための精神的エネルギー(エネルギーポテンシャル)が低下し,格子型の自己構造が顕在化した人たち)が体験する現象であり,したがってASD者におけるタイムスリップ現象と類似した点も多いのである。彼らにみられる不安体験は,

格子の1マスの出来事であり，不安体験の収まっているそのマスが偶然開封されてしまったために生じた体験とも理解できる。

提唱者の山口らは，当体験にはエチゾラムと睡眠が有効であると述べている。エチゾラムの効果に関しては，今後慎重な議論が必要であろうが，少なくとも睡眠の有効性には，まさにそのマスの封印機能が関与していると解釈できよう。

症例　U氏　54歳　男性　長期入院患者

現病歴

U氏は，地方の精神科病院に入院中の患者である。彼は高校卒業後，建築業に携わっていたが，23歳時に「会社の汚職を知ったので殺される」「会社を不当にくびにされる」といった被害妄想で統合失調症（破瓜型）を発症して，この病院に入院となった。初回入院は4か月で，その後U氏は復職したが，全般的に陰性症状が目立ち，仕事の能力も低下していた。以後U氏は，同様の被害妄想の再燃により3回の入院治療を経験し，現在の入院は41歳からすでに13年に及んでいる。

現在の彼には，いわゆる陽性症状はほとんどないが，全体として硬さが目立ち，会話も表面的である。それでも彼は主治医を見かけると，毎回（多少わざとらしい笑顔で）挨拶をし，愛想は決して悪くない。

1か月に1～2回の不思議な光景

そのような彼ではあるが，1か月に1～2回ほど表情がこわばり，見るからに余裕がなく，緊迫感が漂うことがあった。このようなとき病棟では，実に不思議な光景が展開していた。

まずベテラン看護師が，彼に近づいて「今日は布団に潜ったら？」と声をかける。これに対して彼は「うん」と頷いて自室に入る。看護室内では，「今日のUさん，調子悪いみたいよ。たぶんあれだと思うから寝かせた」という会話が交わされる（申し送りがなされる）。2時間ほどたつとU氏は眠りから覚め，判で押したようにナースステーションに顔を出す。そしていつもの（多少わざとらしい）笑顔で看護師に「治ったよ」と挨拶する。このような光景は，病棟の日常の1コマとなっていたのである。

U氏の言葉は少なく，このとき彼の内界に何が生じたのか，詳しく知る看護師はいなかった。ただそれは「Uさん病としか言いようのないもので，経験的に眠りが有効」なのだそうである。ちなみに看護師たちの言うあれについて尋ねてみると，どうも「パニック発作みたいなもの」というところまでは把握できた。

U氏との面接

そこで筆者が彼の面接の際に，この現象について尋ねてみた。
「1か月に1回くらい調子が悪くなる？」「ああ。あれね」
「Uさんの言うあれって，どのような感じなの？」「……どんな感じって，うーん」

「怖い？(精神病性の体験を疑って尋ねてみた)」「怖いっていえば怖いねえ」
「誰かに襲われそう？」「……そんなときもあるかもしれないねえ。……でも違うかな」
「いつもの自分とは違う感じ？(ここで筆者は知覚潰乱発作を思い浮かべて尋ねてみた)」「そうだね。……変になっちゃうんだよねえ，あれ」
「周りが変化して見えたりする？」「うん。眩しくなったり，音が大きくなったり。……変になっちゃうんだよなあ」
「身体は？」「身体中がビンビンして息をするのも苦しいんだよ」
「自分がどうにかなってしまいそう？」「そうだね。でも眠ると治るんだよ」
「不思議だね」「うん。必ず治るね。そしたらへっちゃらになる。へへへ……」
「元の自分に戻る？」「そうそう。へっちゃらだから大丈夫」

> **筆者の考察と評価**
> U氏にみられるこの現象は，山口が述べた知覚潰乱発作の特徴をよく備えている。患者にとってみると，それは発作に例えられる現象であり，その瞬間だけ危機的状態に陥る。パニック発作に似たような感覚があるのかもしれないが，大きな違いは，発作が収まると「へっちゃら」になり，発作の予期不安はほとんど認められない点である。

第3節 激烈な不安を生じる精神障害

ここで述べる激烈な不安とは，パニック発作のような短期間ではなく，激しい不安が一定時間持続しうる病像を指す。このような状態像もまた，不安の表出の激しさゆえに，背景に存在している疾患(病態)が見落とされてしまう危険がある。このような際には，不安の鎮静化と背景に存在する精神障害の同定，およびそれへの適切な対応が必要となる。

● 離人症状と激烈な不安——離人症

離人症の極期には，一過性に激烈な不安が露呈することがある。

> **症例** X氏　初診時20歳　男性　大学生(文献33より引用)
>
> X氏は，以前に筆者が勤務していた精神科病院の外来に，両親とともに来院した。予約はなく，突然の受診であったため，彼の診察時間まで，2時間以上を要することが本人と家族に告げられた。しかしこのときのX氏は，片時もじっとしていることができず，外来師長の判断で，筆者が緊急に対応することになった。

初診時面接

　X氏には緊迫感が強く，「苦しい，何とかしてください」「不安で不安でしかたない」「わけがわからなくなりそう。助けてください」と矢継ぎ早に訴え，極度の不安・困惑状態にあることがわかった。つまり激しい不安が全面的に露呈しており，彼の内界を把握することは困難な状態であったのである。
「私の質問に答えられますか？」「はい」
「わけがわからなくなりそう？」「はい」
「いつ頃から？」「昨日あたりから」
「昨晩は眠れなかった？」「眠れなかったです」
「自分を見失った感じ？」「はい。高校のときから自分がわからなくなって，で，大学に入ってそれが治らなくて」
「苦しかったね」「はい」
「で，昨日の日中は？」「大学に行っていたら，急に不安が襲ってきたというか」
「今，発狂してしまいそう？」「そうです。それで怖いです。とにかく落ち着く薬をください」

　両親に尋ねると，X氏にはこれまで精神疾患罹患歴や薬物使用歴はなく，とにかく彼は「真面目な青年であった」とのことである。それだけに彼の精神状態の急変に驚いたのだという。筆者は，X氏に安心感を与えながら，さらに面接を行った。その中で徐々に彼は落ち着きを取り戻し，高校1年の頃から，彼には自分自身に関する実感が喪失し，周囲に対する疎隔感が強くなり，何を試みてもそれらが回復しなかったことが判明した。とりあえず彼にはスルピリド；150 mg/日，ブロマゼパム；10 mg/日を処方し，翌日再び診察を行った。その際には，かなり冷静な状態で面接が行え，その中で以下のことが明らかになった。

生活史と現病歴

　X氏は生来内気だが，両親に対しては従順で常に「よい子」と言われ，小学校時代には学級委員長に任命されて「生き生きと活動」していたという。しかし中学校に入ると「急に生き生きとした感じが薄れ，ただ強迫的に勉強する生活になり」，さらに全国有数の高校（受験校）に入学してからは成績が目立たなくなった。高校1年の1学期の中間試験は，ほぼ中位の成績であったが，このとき彼は「こんなもんかぁ」と思っただけで，急に実感がなくなったことに気づいたという。つまり彼には「自分が自分でない感じ」や時間の（連続性の）感覚がなくなり，集中力も低下，さらに「文章を読んでもそれが自分のものにならず」，以後数年間の彼は，このような状態に対して彼なりの対処を行いながら必死に勉強した。2年前には，その甲斐もあって有名大学に入学したが，今度はそこで「友人との交際範囲も広げなければならない事態に陥り」，（自分自身の実感のない状態で）彼は「すべての人と八方美人的な付き合い方」を始めた。しかしそのうちに彼は「すべての行動に摩擦感がなくなって，自動的に動くようになり」，また「自分がどういう人間なのか完全にわからなく」なった。そして今回，突如極度の困惑状態に陥ったというのである。

さて初診時のX氏の状態像は，たしかに激しい不安（困惑）状態であったといえる。しかし彼の精神病理の主体は，あくまでも離人症状にあり，激しい不安は「自己の存在感のなさ（実存的課題）への直面」から2次的に生じたものであったと考えられる。X氏に限らず，離人症など実存的課題から派生した不安は激烈で，突如この種の極度の困惑に至ることがある。その対応はp107～108に述べた離人症の精神療法のポイントと原則的には同じである。もちろん激しい不安状態の中での十分な精神療法は困難であるが，それでも面接の中で，離人症の可能性を確かめるだけで，不安は軽減されうる。

● **統合失調症と激烈な不安──子どもの統合失調症**

さて，以上のような激烈な不安は，当然のことではあるが自己の成立不全に直面する統合失調症の急性期でもみられる。とくに抽象化能力がいまだ十分に発達していない年代の子どもたち（小学校年代および中学校年代）では，妄想形成すら十分にできず，その分，加工されぬままの不安が露呈しやすい[26,28]。同時にこのような子どもたちは，まだ自己の核のようなものをみつける手段も，不安を解消する手段ももち合わせていない。したがって彼らは周囲の者にすがり，「大丈夫」という当座の保障を得るしかないようである。広沢[26]はこのような（学童期の）統合失調症症例にみられる不安の特性を「寄る辺なき不安」と命名している。

このような不安への対応には，周囲の成人が繰り返し，安全の保障（「大丈夫」）を行うことが，とりあえず妥当といえよう。もちろんそれで，彼らの不安が持続的に軽減するわけではないが，治療を維持していく上では，少なくとも必要な対応といえる。なお，急性期の激烈な不安が多少軽減されると（註3），今度は彼らには，より現実的な不安が浮上してくる。それは発達課題の達成をめぐるものであり，とりわけ「学校」「勉強」「交友関係」にまつわる諸課題に彼らはとらわれやすい[27]。これに対しては，彼らの病態を十分に考慮した上で，安全な環境を模索していくことが必要となろう（院内学級，地元の特別支援学校，通信制高校などの利用）。

註3 とくに小学校年代の統合失調症では，エネルギーがなかなか消耗しない傾向があり，寛解前期（p27参照）が訪れにくい。したがって青年期以降の成人の統合失調症患者の寛解過程とは多少異なり，急性期が遷延しているようにみえることが少なくない。しかも彼らの発達課題を考えると，彼らはそのような病態の中で「学校」と「勉強」などの環境の準備を余儀なくされる。一方で長期予後をみると，そのような彼らもおよそ（健常者の）大学卒業年代を越えると，病状の安定が得られ，それぞれに適した生活形態を獲得していく傾向がみられるようである[29]。

> **症例** ▶ P君　11歳　男児　小学生（文献26より許可を得て一部引用）

　P君は児童専門の精神科病院に入院してきた男児である。彼は一時も待てず，足踏み，徘徊をしながら，不安げな泣き顔で「どうしよう，大丈夫だよね」「僕，しつこくない？　嫌われていない？」と執拗に職員や他児に尋ねまわっていた。さらに「みんなに気を遣って『ごめんね』と何度も言っちゃう。でも『しつこい』って言われて……」と号泣し続けていた。

　このように激烈な不安が目立ったP君であるが，入院前の彼には「友達に指文字で『死ね』（中指を立てる仕草）とした。仕返しをされる」「玄関に誰かが来る」などの被害妄想が，断続的に半年以上にわたってみられ，それは入院後も同様であった。このような彼の病勢はなかなか収まらず，退院までに1年7か月を要した。彼の不安や被害感は自他の境界の脆弱性によるものであり，この脆弱性はその後も年余にわたって認められている。成人を迎えた現在は自宅から就労移行支援施設（B型）に通所しているという。この事例は（学童期発症の）統合失調症と診断された症例である。

● **うつ病（双極性障害）と激烈な不安**

　うつ病（典型的には双極性障害のうつ病相）の経過の中でも，激しい不安状態が出現することがある。とくに精神医学の歴史の中で混合状態（Mischzustände）といわれてきた状態像では，激しい不安の表出が認められやすい。これは躁病とうつ病との双方の要素が混在した病態を表した用語である。類似の用語としてDSM-5に「混合性の特徴を伴う」という特定用語が存在しているが，これはあくまでも抑うつエピソードの期間中に，躁病・軽躁病症状がほぼ毎日存在している意味であり，そこに不安に関する記載はない。むしろDSM-5では，「不安性の苦痛を伴う」という特定用語の方が，混合状態（Mischzustände）の特徴を的確に表現している可能性もある。

> **症例** ▶ Z氏　初診時58歳　男性　会社員

　産業医の紹介で診察した58歳の男性である。彼は某会社の部長職にあり，これまで精力的に働いてきた。人付き合いもよく，同僚や部下たちからも慕われていたという。しかしここのところ不眠が続いたらしく，急にふさぎ込み，この数日はめずらしく欠勤もみられた。妻の話によると，一昨日の晩から落ち着きがなくなり，表情がこわばり，片時もじっとしていられず，「もう駄目だ！　どうにかなってしまう」と部屋の中を歩き回ったり，夜中に自宅を飛び出そうとしたりしたため，目を離せない状態に陥ったとのことであった。

初診時所見

初診時のZ氏は,「どうにかしてください」「強い薬で眠らせてください」「このままではおかしくなってしまう」と語り,激しい焦燥感と不安,緊迫感が表出され,そのあまりの激しさから行動の統制も困難な印象がもたれた。それまでの良好な社会適応であった彼の病前と,突然の急変を考慮すると,まずは薬物の使用歴,感染症の既往,頭部外傷や脳血管障害などの既往やそれを疑わせる数日内の所見などを詳細に調べる必要があったが,とりあえず家族からは以上のような病歴は一切ないと報告された。Z氏には,事故や自殺の危険がきわめて高かったため,即日精神科病棟への入院(医療法保護入院)の方針を立てた。

生活史と現病歴

入院時に同僚や家族に生活史を確認すると,以下のことが明らかになった。Z氏の性格は積極的,仕事熱心,情熱的,社交的であり,「会社人間であった」ために自宅を留守にすることが多かった。しかしそれでも休日には子どもの面倒をよくみており,家族関係も良好であった。妻によれば,そのようなZ氏に不安が出現した要因として,1年前の人事で,同僚が先に執行役員に昇進し,Z氏の今後の職域が不透明になったという一件があるのではないかということであった。たしかに彼には,半年ほど前から家庭で,「なんで(執行役員になるのが)俺ではなかったのかなあ」「そろそろ先のことも考えなければならないのかなあ」といった発言が垣間見られたようであった。

さて3か月ほど前になると,Z氏には「ここのところ頭の回転が鈍くなって,アイデアが出ない」「疲れやすくなって,朝が億劫」といった訴えもみられるようになってきた。妻の勧めで,かかりつけの内科医に相談したが,身体的な問題はなく,また頭部のMRIでも異常は指摘されなかったという。さらに1か月ほど前になると,夜中にうなされ,午前3時頃には床を離れて自室にこもるようなことがたびたびみられるようになった。

治療経過

以上の経過からZ氏には,基底にうつ病が存在していることが疑われ,以後彼には先述の小精神療法(p48参照)を簡潔に行った上で,不安の軽減と抑うつの改善を目指す方針を示した。また彼の性格傾向〔メランコリー親和型というよりも執着気質(p90参照)〕や,うつ状態の中に激しい焦燥および精神運動不穏が混在している病態から,現在の病状が単純なうつ状態というよりも,混合状態であることを疑い,抗うつ効果のある抗精神病薬(クエチアピン;150 mg/日)と気分安定薬(炭酸リチウム;600 mg/日)の投与を行った。結局Z氏は,約2か月の経過で状態が改善されて退院した。

うつ病相にある患者さんでは,Z氏のような混合状態がみられうる。その際には激しい不安が表出され,本来のうつ病ないし躁病の病態を捉えることが困難になる。このような患者さんに対しては,早急に鎮静化が必要となるが,同時に治療の導入時に

簡潔な精神療法，例えばうつ病の小精神療法を実施することが，彼らに一定の安心感をもたらすようである。実際にZ氏は，病相期後に「先生のとにかくいったん休むことが大切，治るまでに3か月くらいはかかるといったアドバイスに救われた」と振り返っていた。（ただし上述のように混合状態では，躁病とうつ病との双方の病態が混在しており，薬物療法は双極性障害を念頭において行う必要があろう）。

　精神療法の際にもう1つ押さえておかなければならない点は，混合状態にある患者さんの不安の源泉が，パニック障害同様に自己制御不能の恐怖にあると思われる点である。この事態は，統合失調症圏の自己の成立をめぐる不安とも共通した面をもち，「1人の人間としての自己の統合機能の喪失」を意味する。ただ統合失調症圏の場合は，それが将来に向けての自己像が描けないこと，パニック障害の場合は，現在ある自己の統合機能を失いそうなことであるのに対して，うつ病や双極性障害の場合は，過去から未来に向かって一貫していたはずの自己像を見失って（ないし失って）しまったことにあるのであろう。例えばZ氏の場合には，会社人間として部下を統率し，今後は執行役員としてその仕事を完遂するという自己像が見失われてしまったのである。彼らの不安状態に対しては，このような過去から未来につながる自己の一貫性（ないし役割一貫性）が見失われた（ないしは失ってしまった）という苦悩を理解して臨む必要があろう。

おわりに

●精神療法の重要性と精神病理モデル

　本書を書き終えて，あらためて筆者自身，精神医学における精神療法の意味が失われていないばかりか，さらにその重要性が高まっていることを実感した。

　本書では，統合失調症とうつ病という，精神医学における2大内因性精神疾患のモデルを，かなり詳しく提示した。それは疾患の生物学的なモデルではなく，疾患を病み，疾患とともに生きる人間のこころのありようを示した臨床モデルであった。もちろんこのモデルは，これらの疾患に罹患したすべての人に，（そのままですべてが）当てはまるものではないが，これまでの諸家の知見や，筆者自身の経験を総合すると，大方妥当と思われる姿といってよいと思う。この2つの臨床モデルを骨格とすることによって，それぞれの疾患患者のもつ性格傾向，それと結び付いた価値観，社会の中での生き方の特徴，その生き方のもつ弱点，適応不全に至る心理的プロセス（内界の変化）とその際の苦悩の質，そして出現してくる精神症状の種類と，その症状のもつ意味が，包括的に理解しやすくなったのではないかと思う。

　操作的診断基準に示されている内容と，今述べた患者さんのこころのありようとが重なれば，診断行為は確実性を帯びるばかりでなく，患者さん自身もまた，その不安や苦悩を治療者に理解されたと感じるようになるであろう。少なくとも，冒頭に書いたような「ちっとも不安や悩みを聞いてくれなかった」などという患者さん（や家族）の声は，聞かれにくくなるのではなかろうか。

●鑑別作業の重要性と精神病理モデル

　統合失調症およびうつ病の患者さんのこころのありようの臨床モデルをもつことは，鑑別診断作業においても有用である。つまり，たとえ操作的診断基準で似たような症状の組み合わせがみられたとしても，その患者さんがモデルとまったく異なった価値観，生き方をもった人であったなら，咄嗟に診断に対して疑念が生じるであろう。

　本書では，統合失調症およびうつ病患者と比較する形で，非定型精神病（統合失調感情障害），双極Ⅱ型，離人症（離人感・現実感消失症），そして自閉スペクトラム症（ASD）者のこころのありようを提示した。読者におかれては，たとえ同じ症状であっても，疾患が異なればそれに対する捉え方も，対処（coping）の仕方も，また治療薬の服用の意味も異なってくることを実感されたのではないかと思う。さらには患者さんの治癒像も，疾患によって異なることがご理解いただけたのではないかと思う。

このあたりは，アルゴリズムのみに依拠した薬物療法では，なかなかみえてこない治療上のエキスといえるものなのであろう。

● ASDへの注目とその意味

ところで，今回提示した疾患の臨床モデルは，基本的に従来の臨床心理学や精神病理学の理論をもとに構築されたものである。「はじめに」でも触れたように，かつてこのようなモデルは，多くの臨床医が育み，医局の中で共有され，臨床におおいに役立てられていた。今日，そのような精神科医特有の「財産」は葬られつつあるように思えるが，その主な理由は，このような「財産」が必ずしも科学的なエビデンスに基づいたものではないこと，さらに従来の臨床心理学や精神病理学の見地からでは，どうしても説明の難しい事象が，近年クローズアップされてきたことにあると思われる。

本文でも触れたように，臨床心理学，精神病理学理論の限界は，その体系が，19世紀末から20世紀の西欧人の価値観をもとに構築されてきた点にある（p3参照）。つまりこのような理論では，人のこころのあり方に，人々の価値観に適合した1つの基準を設け，そこからさまざまなこころの現象の了解可能性，了解不能性を説明しようとする。したがってこの理論に基づいた人のこころの理解の仕方は，ある一定の文化（価値観）のもとでは臨床的な意義があっても，例えば世界規模のグローバル化を迎えた今日では，どうしてもその汎用性に限界が生じるのである。

さて本書では，統合失調症患者，うつ病患者の臨床モデルの提示に先立って，成人の高機能ASDの人たちのこころのあり方を，やはりモデルとして示した。成人の発達障害者のこころのあり方（彼らの自己-世界感）に関しては，これまで精神医学の分野でほとんど議論されてこなかったのが実情である。今回筆者が，あえてその臨床モデルを提示したのは，生物学的な特性を多くもつ彼らの精神病理を追究することによって，一定の価値観を超えたより科学的（価値中立的）な視点で，こころのありよう（ないしその発達のあり方）を把握できる可能性があったからである。

筆者が紹介した放射型人間，格子型人間という概念は，まさにASD者のこころの理解から見出されたものである。それはすでに（一定の文化のもとで）完成されてしまったこころの構造-機能を基点とするのではなく，「どのようにこころ（自己-世界感）が形成されてくるのか」という視点から，人のこころのあり方を理解しようと試みたものである。このような考え方は，少なくとも生物学的理論，Baron-Cohenらの心理学理論，宗教哲学的理論，などと齟齬を来すものではない。

● 慢性期統合失調症の精神病理の理解に向けて

現在の日本の精神医療の大きな課題の1つは，長期入院患者さんの退院促進である。そのためには，とくに慢性期統合失調症の人たちのこころを理解し，適切な精神療法を実践する必要がある。しかし彼らのこころのあり方は，まさに先ほど述べた，従来の臨床心理学や精神病理学の理論では説明が難しかった事柄である。従来のように，一定の自己像（近代西欧型自己像）を構築することこそが健常な成人のこころのありようとみなしてしまうと，彼らの自己像は，一様に「欠陥」（力動精神医学的には

「退行」)と解釈するしかなくなってしまうのである。

　しかしここで，慢性期の病態を，精神的エネルギー(エネルギーポテンシャル)の低下によって生じた「生得的なこころの構造−機能の顕在化」と捉えると，彼らのこころのありようはかなり「了解可能」となってくる。たしかに，慢性期患者の多くを占める破瓜型統合失調症の人たちを，格子型人間としてあらためて見直してみると，彼らの精神行動特性も，彼らに行われている精神科リハビリテーションの how to も，至極納得のいくところが多い(註1)。

> **註1** もちろん彼らの内界では，一定の自己像(近代西欧型自己像)への固執が消えているわけではなく，だからこそ彼らのこれまでの精神病理学的な諸研究の成果は，その有用性を失っていないと思う。

● 今後の精神療法に向けて

　先にも述べたが，時代の流れが速く，世界中がグローバル化の波にのまれている近年では，一定の価値基準から物事を述べることは難しい。現在では，近代西欧型自己それ自体すら絶対的でなくなってきた。実際に現代の青年は，必ずしもそのような自己像を求めなくなっているように思える。そうなると彼らが示す精神現象にも，放射型人間，格子型人間の本来の特徴が，かなり直接的に反映されてくるであろう[54]。これもまた「退行」ないし「未熟」の一言で済まされない事象である。

　たしかに21世紀の現在，精神療法はその方向性を見失っているといっても過言ではない。しかしどのような患者さんにとっても，社会適応的な自己像を獲得できるように導いていくのが，精神療法であると筆者は思う。当然のことではあるが，現在重要となるのは，ある特定の自己像の構築を目指すのではなく，その人に見合った自己像の構築を支援していくことなのであろう。その際に肝要となるのが，まずその人が生来，放射型人間なのか，それとも格子型人間なのかといったことを考慮することではないかと思う。

　本書では，このように従来の精神病理学や臨床心理学の視点を修正して，より現実に即した患者さんのこころの理解に努めてきた。「はじめに」でも述べたように，本書は精神医学におけるすべての疾患を網羅したものではなく，その点では筆者自身も多少の不全感を拭えない。しかし内界が把握しにくい，いわゆる内因性精神疾患と発達障害に関しては，かなりの程度，書き込むことができたように思う。本書が，読者の1人ひとりにとって治療の実践の一助となることを祈念して，このあたりで筆を擱きたい。

　最後になってしまったが，本書の執筆にあたり多くの意見をくださった同志，および執筆のお誘いを戴いた医学書院の安藤恵氏，制作を担当してくださった有賀大氏に，こころより感謝の意を表したい。

2016年3月

広沢正孝

文献

1) 阿部隆明, 大塚公一郎, 永野満ほか：「未熟型うつ病」の臨床精神病理学的検討―構造力動論 (W. Janzarik) からみたうつ病の病前性格と臨床像. 臨床精神病理 16：239-248, 1995.
2) 阿部隆明：思春期の気分障害. 精神科治療学 26：691-698, 2011.
3) 阿部裕：コタール症候群. 加藤敏, 神庭重信, 中谷陽二ほか 編：現代精神医学事典. p340, 弘文堂, 2011.
4) American Psychiatric Association : Diagnostic and statistical manual of mental disorders, 5th ed (DSM-5). American Psychiatric Association, Washington D.C., 2013. (髙橋三郎, 大野裕 監訳：DSM-5 精神疾患の診断・統計マニュアル. 医学書院, 2014.)
5) Asperger, H. : Die "Autistischen Psychopathen" im Kindesalter. Arch Psychiatr Nervenkr 117：76-136, 1944. (高木隆郎 訳：小児期の自閉的精神病質. 高木隆郎, ラター M, ショプラー E 編：自閉症と発達障害研究の進歩 4. 星和書店, 2001.)
6) Asperger, H. : Probleme des Autismus im Kindesalter. 児童精神医学とその近接領域 7：2-10, 1966. (油井邦雄 訳：児童期の自閉的精神病質. 精神科治療学 23：229-238, 2008.)
7) Baron-Cohen, S., Richler, J., Bisarya, D., et al : The Systemizing Quotient : an investigation of adults with Asperger syndrome or high functioning autism and normal sex differences. Philos Trans R Soc Lond B Biol Sci 358：361-374, 2003.
8) Baron-Cohen, S., Wheelwright, S. : The Empathy quotient : an investigation of adults with Asperger syndrome or high functioning autism, and normal sex differences. J Autism Dev Disord 34：163-175, 2004.
9) Baron-Cohen, S., Knickmeyer, RC., Belmonte, MK. : Sex differences in the brain : implications for explaining autism. Science 310：819-823, 2005.
10) Binswanger, L. : Vom anthropologischen Sinn der verstiegenheit. Nervenarzt 20：8, 1949.
11) Bleuler, E. : Dementia Praecox oder Gruppe der Schizophrenien. Franz Deuticke, Leipzig / Wien, 1911. (飯田真, 下坂幸三, 保崎秀夫ほか 訳：早発性痴呆または精神分裂病群. 医学書院, 1974).
12) Conrad, K. : Die beginnende Schizophrenie : Versuch einer Gestaltanalyse des Wahns. George Thieme, Stuttgart, 1958. (山口直彦, 安克昌, 中井久夫 訳：分裂病のはじまり―妄想のゲシュタルト分析の試み. 岩崎学術出版社, 1994.)
13) Cotard, J. : Du délire hypocondriaque dans une forme grave de la mélancolie anxieuse. Ann Méd Psychol 38：168-174, 1880.
14) 土居健郎：分裂病と秘密. 土居健郎 編：分裂病の精神病理 1. pp1-18, 東京大学出版会, 1972.
15) Frith, U. : Autism : Explaining the enigma. Basil Blackwell, Oxford, 1989. (冨田真紀, 清水康夫 訳：自閉症の謎を解き明かす. 東京書籍, 1991.)
16) 藤縄昭：非定型精神病―症状一般論. 諏訪望, 西園昌久, 鳩谷龍 編：現代精神医学大系 12.

境界例, 非定型精神病. pp185-205, 中山書店, 1981.
17) 福田哲雄：非定型精神病. 3 成因と病理. 諏訪望, 西園昌久, 鳩谷龍 編：現代精神医学大系 12. pp129-156, 中山書店, 1981.
18) Ghaziuddin, M., Ghaziuddin, N., Greden, J. : Depression in persons with autism : implications for research and clinical care. J Autism Dev Disord 32 : 299-306, 2002.
19) Gillberg, C., Billstedt. E. : Autism and Asperger syndrome : coexistence with other clinical disorders. Acta Psychiatr Scand 102 : 321-330, 2000.
20) Guralnik, O., Schmeidler, J., Siemon, D. : Feeling unreal : cognitive process in depersonalization. Am J Psychiatry 157 : 103-109, 2000.
21) 花房香, 青木省三, 中野善行ほか：たまり場的絵画療法の経験—座標軸を用いての位置づけ. 日本芸術療法学会誌 24 : 102-116, 1993.
22) 原田誠一, 清水康夫：青年期に分裂病様状態を呈した自閉症の1例. 臨床精神医学 15 : 1793-1801, 1986.
23) 原ひろ子：文化としつけ—多様性と変動の中で. 精神療法 27 : 260-267, 2001.
24) 鳩谷龍：非定型内因性精神病の精神—生理学的研究(第1報). 精神神経学雑誌 57 : 144-166, 1955.
25) Havighurst, R.J. : Developmental tasks and education, 3rd ed. David McKay, New York, 1972. (児玉憲典, 飯塚裕子 訳：ハヴィガーストの発達課題と教育—生涯教育と人間形成. 川島書店, 1997.)
26) 広沢郁子：学童期発症の精神分裂病患者にみられる不安の特性. 臨床精神病理 18 : 23-42, 1997.
27) 広沢郁子：児童思春期の精神分裂病の特性と治療の多様性. 児童青年精神医学とその近接領域 41 : 280-290, 2000.
28) 広沢郁子：義務教育年代の精神分裂病の発症とその特性について—登校状態との関連をめぐって. 臨床精神医学 30 : 1309-1317, 2001.
29) 広沢郁子：成人期を迎えた児童思春期発症の統合失調症. 児童青年精神医学とその近接領域 55 : 377-383, 2014.
30) 広沢正孝：「非定型精神病」の病前性格と病相期におけるcopingの意味. 臨床精神病理 13 : 211-224, 1992.
31) 広沢正孝, 永田俊彦：症例から学ぶうつ病の治療—離人症状と妄想のみられた症例の考察. 精神科治療学 7 : 1179-1183, 1992.
32) 広沢正孝：患者および家族への接し方. 木村敏, 井上令一 編：シリーズ精神科症例集 4. 躁うつ病・非定型精神病. pp339-349, 中山書店, 1994.
33) 広沢正孝：離人神経症の治療と離人症再考. 臨床精神病理 15 : 271-285, 1994.
34) 広沢正孝, 大槻徳和：長期入院分裂病患者の老化と妄想テーマの変化—出立から故郷回帰へ. 市橋秀夫 編：分裂病の精神病理と治療 7. pp101-124, 星和書店, 1996.
35) 広沢正孝：夢幻様体験—症例の記述と精神病理. 精神科治療学 11 : 445-451, 1996.
36) 広沢正孝：夢幻様体験型—Mayer-Gross, W.の原著をたどって. 精神科治療学 12 : 337-346, 1997.
37) 広沢正孝, 永田俊彦：近年増加傾向にある治療困難な若年分裂病者の精神病理と治療—構造化されない極期をもつ分裂病者の不安と退行をめぐって. 中安信男 編：分裂病の精神病理と治療 8. pp129-158, 星和書店, 1997.
38) 広沢正孝：強い不安を主症状とする分裂病—分裂病・構造化不全群(仮称)をめぐって. 精神科治療学 13 : 507-514, 1999.
39) Hirosawa, M., Nagata, T., Arai, H. : A psychopathological study on elderly Japanese

delusional depressives in relation to collapse of traditional Japanese culture. Psychogeriatrics 2：103-112, 2001.
40) 広沢正孝：抑うつと不安からみた非定型精神病の精神病理. 臨床精神病理 23：191-210, 2002.
41) 広沢正孝：「非定型精神病」の病前性格. 臨床精神医学 32：857-861, 2003.
42) 広沢正孝：妄想内容の変化とライフサイクル. 臨床精神病理 25：119-128, 2004.
43) 広沢正孝：離人症. 上島国利 監：神経症性障害とストレス関連障害. pp137-142, メジカルビュー社, 2005.
44) 広沢正孝：統合失調症を理解する—彼らの生きる世界と精神科リハビリテーション. 医学書院, 2006.
45) 広沢正孝：統合失調症と広汎性発達障害. 臨床精神医学 37：1515-1523, 2008.
46) 広沢正孝：統合失調症患者の生きる世界と精神行動特性. 治療の聲 10：71-76, 2009.
47) Hirosawa, M., Sugiura, M., Okada, A.：Depersonalization disorder；A hidden psychopathology related to medical errors— retrospective investigation of ten nurse cases. Jpn J Gen Hosp Psychiatry 21：32-43, 2009.
48) 広沢正孝：成人の高機能広汎性発達障害とアスペルガー症候群—社会に生きる彼らの精神行動特性. 医学書院, 2010.
49) 広沢正孝：慢性期. 中安信夫 監：統合失調症とその関連病態—ベッドサイド・プラクティス. pp133-166, 星和書店, 2012.
50) 広沢正孝：「こころの構造」からみた精神病理—広汎性発達障害と統合失調症をめぐって. 岩崎学術出版社, 2013.
51) 広沢正孝：アスペルガー症候群の人とのコミュニケーションの仕方. メンタルヘルスマネジメント 2：10-15, 2013.
52) 広沢正孝：発達障害と精神疾患. 精神療法 40：141-149, 2014.
53) 広沢正孝：成人自閉スペクトラム症の内的世界をどう理解するか. 臨床精神医学 44：25-29, 2015.
54) 広沢正孝：学生相談室からみた「こころの構造」—〈格子型人間／放射型人間〉と21世紀の精神病理. 岩崎学術出版社, 2015.
55) 広瀬徹也：「逃避型抑うつ」について. 宮本忠雄 編：躁うつ病の精神病理 2. pp61-86, 弘文堂, 1977.
56) 広瀬徹也：逃避型抑うつ. 加藤敏, 神庭重信, 中谷陽二ほか 編：現代精神医学事典. pp764-765, 弘文堂, 2011.
57) Huber, G.：Reine Defektsyndrome und Basisstadien endogener Psychosen Fortschr. Neurol Psychiatr 34：409-426, 1966.
58) Hurtig T., Kuusikko S., Mattila M., et al：Multi-informant reports of psychiatric symptoms among high-functioning adolescents with Asperger syndrome or autism. Autism 13：583-598, 2009.
59) 市橋秀夫：治療論的立場よりみた内因性精神病の病前性格—緊張病親和型を中心として. 臨床精神病理 6：29-42, 1985.
60) 市橋秀夫：非定型精神病者の性格—緊張病親和型性格を中心にして. 精神科治療学 5：1239-1247, 1990.
61) 市橋秀夫：1970年代から2000年迄に我が国でどのような価値観の変動があったか. 精神科治療学 15：1117-1125, 2000.
62) 井口博登：日本におけるグローバリゼーションの進行とメランコリー親和型. 臨床精神医学 34：681-686, 2005.

63) 飯田真：躁うつ病の状況論再説. 臨床精神医学 7：1035-1047, 1978.
64) 猪狩紗恵子, 古茶大樹, 三村將：電気痙攣療法を施行後も罪業妄想が残存した退行期メランコリーの一例—精神病症状の慢性化・持続化について. 臨床精神病理 36：11-20, 2015.
65) 生田孝：精神病理学による不安の理解. 清水將之 編：不安の臨床. pp21-34, 金剛出版, 1994.
66) James, W.: The principles of psychology, vol I, II. Holt, New York, 1890.
67) Janet, P.: Les Névroses. Flammarion, Paris, 1909.（高橋徹 訳：神経症. 医学書院, 1974.）
68) Jaspers, K.: Allgemeine Psychopathologie, Aufl 5. Springer, Berlin, 1913/1948.（西丸四方 訳：精神病理学原論. みすず書房, 1971.）
69) Jung, CG.: Gestaltungen des Unbewußten. Rascher, Zürich, 1950.（個性化過程の経験について. マンダラシンボルについて. 林道義 訳：個性化とマンダラ. pp71-148, pp149-221, みすず書房, 1991.）
70) 神庭重信：執着気質. 加藤敏, 神庭重信, 中谷陽二ほか 編：現代精神医学事典. pp462-463, 弘文堂, 2011.
71) Kanner, L.: Autistic disturbances of affective contact. Nerv Child 2：217-250, 1943.
72) Kaplan, H.I., Sadock, B.J., Grebb, J.A.: Kaplan and Sadock's Synopsis of Psychiatry. Behavioral Sciences/Clinical Psychiatry, 7th ed. Williams & Wilkins, Baltimore, 1994.
73) 笠原嘉：内因性精神病の発病に直接前駆する「心因要因」について. 精神医学 9：403-412, 1967.
74) 笠原嘉：退却神経症という新しいカテゴリーの提唱. 中井久夫, 山中康裕 編：思春期の病理と治療. pp287-319, 岩崎学術出版社, 1978.
75) 笠原嘉：不安. 加藤正明ほか 編：新版精神医学事典. pp690-691, 弘文堂, 1993.
76) 笠原嘉：退却神経症—最近の経験から. 臨床精神医学 33：379-383, 2004.
77) 笠原嘉：精神科における予診・初診・初期治療. 星和書店, 2007.
78) 木村敏：アンテフェストゥム／ポストフェストゥム. 加藤正明, 保崎秀夫, 笠原嘉ほか 編：新版精神医学事典. p25, 弘文堂, 1993.
79) 木村敏：分裂病の現象学. 弘文堂, 1975.
80) 木村敏：直接性の病理. 弘文堂, 1986.
81) 木村敏：離人症における他者. 高橋俊彦 編：分裂病の精神病理 15. pp57-80, 東京大学出版会, 1986.
82) 木村真人, 葉田道雄, 森隆夫ほか：うつ病の概念を考える：大うつ病の概念. 精神科治療学 17：979-984, 2008.
83) 古茶大樹, 古野毅彦：退行期メランコリーについて. 精神神経学雑誌 111：373-387, 2009.
84) Kranz, H.: Das Thema des Wahns im Wandel der Zeit. Fortschr Neurol Psychiat 23：58-72, 1955.
85) Kranz, H.: Der Begriff des Autismus und die endogenen Psychosen. In: Psychopathologie heute. pp61-71, Thieme, Stuttgart, 1962.
86) Kretschmer, E.: Körperbau und Charakter, 21/22 Aufl. Springer, Berlin, 1918.（相場均 訳：体格と性格—体質の問題および気質の学説によせる研究. 文光堂, 1960.）
87) Kuusikko, S., Pollack-Wurman, R., Jussila, K. et al: Social anxiety in high-functioning children and adolescents with Autism and Asperger syndrome. J Autism Dev Disord 38：1697-1709, 2008.
88) Lange, J.: Über Melancholie. Z Ges Neurol Psychiat 101：293, 1926.
89) Lange, J.: Die endogenen und reaktiven Gemütserklankungen und die manisch-depressive Konstitution. In: Bumke, O.（eds）: Handbuch der Geisteskrankheiten. pp

1-231, Springer, Berlin, 1928.
90) Leonhard, K. : Über atypische endogene Psychose.（黒沢良介 訳：非定型内因性精神病. 精神医学 3：955-957, 1961.）
91) Leonhard, K. : Aufteilung der endogenen Psychosen, 4/6 Aufl. Akademie, Berlin, 1968/1986.（福田哲夫, 岩波明, 林拓二 監訳：内因性精神病の分類. 医学書院, 2000.）
92) 松本雅彦：「精神分裂病」はたかだかこの100年の病気ではなかったのか？ 精神医療 8・9合併号：117-134, 1996.
93) 松本雅彦：離人症にみる「二重意識」の病理―重症離人症37年の経過から. 松本雅彦 編：精神分裂病 臨床と病理 1. pp261-291, 人文書院, 京都, 1998.
94) Mayer-Gross, W. : Selbstschilderungen der Verwirrtheit ―Die Oneiroide Erlebnisform Psychopathologisch-Klinische Untersuchungen. Springer Verlag, Berlin, 1924.
95) Minkowski, E. : La schizophrènie. Brouwer, Paris, 1953.（村上仁 訳：精神分裂病. みすず書房, 1954.）
96) 満田久敏：精神分裂病の遺伝臨床的研究. 精神神経学雑誌 46：298-362, 1942.
97) 満田久敏：内因性精神病の遺伝臨床的研究. 精神神経学雑誌 55：195-216, 1953.
98) 満田久敏：非定型精神病の概念―臨床遺伝学の立場から. 精神医学 3：967-969, 1961.
99) 宮本忠雄：精神病理学における時間と空間. 井村恒郎, 懸田克躬, 島崎敏樹ほか 編：異常心理学講座10. みすず書房, 1965.
100) 宮本忠雄：現代社会とうつ病. 臨床医 4：1771-1773, 1978.
101) 宮本忠雄：躁うつ病における混合状態の意義―臨床精神病理学的検討. 臨床精神医学 21：1433-1439, 1992.
102) 村上靖彦：自己と他者の病理学―思春期妄想症と分裂病. 湯浅修一 編：分裂病の精神病理 7. pp71-97, 東京大学出版会, 1976.
103) 村上靖彦：非定型精神病の初期診断と治療的対応. 精神科治療学 5：741-747, 1990.
104) 村田信男：続「分裂病のリハビリテーション過程」について―障害受容のプロセスを中心に. 吉松和哉 編：分裂病の精神病理 11. pp275-302, 東京大学出版会, 1981.
105) 永田俊彦：分裂病における「抑うつ」症状について. 精神科治療学 13：43-47, 1998.
106) 永田俊彦, 広沢正孝：慢性期症状. 松下正明ほか 編：臨床精神医学講座 2. pp375-388, 中山書店, 1999.
107) 中井久夫：精神分裂病状態からの寛解過程―描画を併用せる精神療法をとおしてみた縦断的観察. 宮本忠雄 編：分裂病の精神病理 2. pp157-217, 東京大学出版会, 1974.
108) 中井久夫：分裂病の慢性化問題と慢性分裂病状態からの離脱可能性. 笠原嘉 編：分裂病の精神病理 5. pp33-66, 東京大学出版会, 1976.
109) 中井久夫：奇妙な静けさとざわめきとひしめき―臨床的発病に直接前駆する一時期について. 中井久夫 編：分裂病の精神病理 8. pp261-297, 東京大学出版会, 1979.
110) 中井久夫：世に棲む患者. 川久保芳彦 編：分裂病の精神病理 9. pp253-277, 東京大学出版会, 1980.
111) 仲谷誠：拒絶症. 加藤敏, 神庭重信, 中谷陽二ほか 編：現代精神医学事典. p240, 弘文堂, 2011.
112) 中安信夫：精神科臨床におけるベッドサイド・プラクティス：概説. 中安信夫 監：統合失調症とその関連病態―ベッドサイド・プラクティス. pp3-25, 星和書店, 2012.
113) 野村総一郎：大うつ病・気分変調症. 山内俊雄, 小島卓也, 倉知正佳ほか 編：専門医をめざす人の精神医学, 第3版. pp454-456, 医学書院, 2011.
114) 小川信男：離人症. 井村恒郎, 懸田克躬, 島崎敏樹ほか 編：異常心理学講座 5. pp1-79, みすず書房, 1965.

115) 岡島美朗：微小妄想. 加藤敏, 神庭重信, 中谷陽二ほか 編：現代精神医学事典. pp870-871, 弘文堂, 2011.
116) 岡野憲一郎：神経症とストレス(ことにPTSD をめぐって). 臨床精神医学 29：153-159, 2000.
117) 小山内実：破瓜病者の「社会療法」について. 中井久夫 編：分裂病の精神病理 8. pp233-260, 東京大学出版会, 1979.
118) Schneider, K. : Klinische Psychopathologie, 6 Aufl. Thieme, Stuttgart, 1962.（平井静也, 鹿子木敏範 訳：臨床精神病理学. 文光堂, 1963.）
119) Schulte, W. : Die Entlassungssituation als Wetterwinkel für Pathogenese und Manifestierung neurologischer und psychiatrischer Krankheiten. Nervenarzt 22：140-149, 1951.
120) Schwing, G. : Ein Weg zur Seele des Geisteskranken. Rascher Verlag, Zürich, 1940.（小川信男, 船渡川佐知子 訳：精神病者の魂への道. みすず書房, 1966.）
121) 千石保：「まじめ」の崩壊―平成日本の若者たち. サイマル出版会, 1991.
122) 芝伸太郎：タテ社会の崩壊とうつ病. 精神科治療学 15：1145-1149, 2000.
123) 柴田明彦：統合失調症はどこから来てどこへ行くのか―宗教と文化からその病理をひもとく. 星和書店, 2011.
124) 清水将之：離人症の疾病学的研究. 精神神経学雑誌 67：1125-1141, 1965.
125) 塩江邦彦, 平野雅巳, 神庭重信：大うつ病性障害の治療アルゴリズム. 精神科薬物療法研究会 編：気分障害の薬物療法アルゴリズム. p27, じほう, 2003.
126) 霜山徳爾：不安（2）. 井村恒郎, 懸田克躬, 島崎敏樹ほか 編：異常心理学講座 1. pp297-322, みすず書房, 1966.
127) 白石英雄：急性精神病の生活歴. 精神神経学雑誌 61：1889-1947, 1959.
128) Strömgren, E. : Social Psychiatry and Functional Psychosis-The question of the socalled "acute psychoses."（太田保之 訳：いわゆる「急性精神病」に関する問題. 精神医学 23：1100-1106, 1981.
129) 杉山登志郎：自閉症に見られる特異な記憶想起現象―自閉症のtime slip 現象. 精神神経学雑誌 96：281-297, 1994.
130) 杉山登志郎：高機能広汎性発達障害の精神病理. 精神科治療学 23：183-190, 2008.
131) 諏訪望：分裂病の不気味体験―臨床精神病理の原点を踏まえて. 精神医学 32：118-128, 1990
132) 高木宏：アスペルガー症候群―成人症例の報告(2)―破瓜型統合失調症との比較による, その妄想形成と世界観の考察. 精神科治療学 19：1223-1228, 2004.
133) 高木俊介：現代家族の変容と思春期例の家族支援. 精神科治療学 26：595-601, 2011.
134) 高橋隆夫：非定型精神病患者に認められた性格特徴について. 臨床精神病理 7：377-385, 1986.
135) 高橋俊彦：分裂病と「重症」離人症との連続性について―離人症及び思考の聴覚化を手懸りとして. 高橋俊彦 編：分裂病の精神病理 15. pp305-332, 東京大学出版会, 1986.
136) 高柳功：離人症の精神病理学的研究. 信州医学雑誌 16：126-139, 1967.
137) 武野俊也：選択的実感棚上げ現象について―精神分裂病者の感情生活面における特徴的一側面. 精神神経学雑誌 89：182-203, 1987.
138) Tantam, D. : Psychological disorders in adolescents and adults with Asperger syndrome. Autism 4：47-62, 2000.
139) 樽味伸：現代社会が生む"ディスチミア親和型". 臨床精神医学 34：687-694, 2005.
140) 田代信雄：神経症性障害の成因. 松下正明 総編：臨床精神医学講座 5. pp14-34, 中山書

店, 1997.
141) 立山萬里：B. 離人症. 松下正明 総編：臨床精神医学講座 1. pp196-207, 中山書店, 1998.
142) Tellenbach, H. : Melancholie. Problemgeschichte, Endogenität, Typologie, Pathogenese, Klinik, 3 Aufl. Springer, Berlin, 1976.（木村敏 訳：メランコリー. みすず書房, 1978.）
143) 津田均：うつ病性自閉. 加藤敏, 神庭重信, 中谷陽二ほか 編：現代精神医学事典. p94, 弘文堂, 2011.
144) 津村哲彦, 牧野英一郎, 井上博文ほか. 分裂病初期の内因性うつ状態について. 精神医学 29：1049-1055, 1987.
145) Ueda, Y. : Mandala : Its contrast with left and right brain hemispheres. J Int Soc Life Info Sci 23：57, 2005.
146) 内沼幸雄：重症離人症の一例をめぐって―分裂病診断の検討. 内沼幸雄 編：分裂病の精神病理 14. pp61-96, 東京大学出版会, 1985.
147) 内海健：うつ病新時代―双極Ⅱ型障害という病. 勉誠出版, 2006.
148) Volkmar, F. R., Klin, A. : Diagnostic issues in Asperger syndrome. Klin, A., Volkmar, F.R., Sparrow, S.S.（eds）: Asperger syndrome. pp25-71, Guilford Press, New York, 2000.（山崎晃資 監訳：アスペルガー症候群の診断をめぐる問題. 総説アスペルガー症候群. pp44-106, 明石書店, 2008）.
149) Wing, L. : Asperger's syndrome : a clinical account. Psychol Med 11：115-129, 1981.
150) WHO : The ICD-10 Classification of mental and behavioural disorders : Diagnostic criteria for research. WHO, Geneva, 1993.
151) 山口直彦, 中井久夫：分裂病者における知覚潰乱発作について――一般に「発作」「頭痛」などさまざまな俗称で呼ばれる軽視されがちなものを中心として. 内沼幸雄 編：分裂病の精神病理 14. pp295-314, 東京大学出版会, 1985.
152) 山口直彦, 中井久夫：分裂病における知覚変容発作と恐怖発作. 吉松和哉 編：分裂病の精神病理と治療 1. pp29-55, 星和書店, 1988.
153) 安永浩：離人症. 土居健郎, 笠原嘉, 宮本忠雄ほか 編：異常心理学講座 4. pp213-253, みすず書房, 1987.
154) 吉川領一：統合失調症と診断されたアスペルガー症候群の6症例. 臨床精神医学 34：1245-1252, 2005.
155) 吉松和哉：精神分裂病の自我に関する一考察―その行動様式上の特徴を中心に. 荻野恒一 編：分裂病の精神病理 4. pp21-49, 東京大学出版会, 1976.
156) 吉松和哉：分裂病の精神力動と母性性. 安永浩 編：分裂病の精神病理 6. pp97-126, 東京大学出版会, 1977.
157) 吉松和哉：対象喪失と精神分裂病―幻想同一化的自我（幻想的自我同一性）の破綻と発病. 藤縄昭 編：分裂病の精神病理 10. pp75-104, 東京大学出版会, 1981.
158) 吉松和哉：分裂病の慢性化問題-不関性とおびえ. 永田俊彦 編：分裂病の精神病理と治療 5. pp155-185, 星和書店, 1993.
159) 湯浅修一：休む患者―分裂病回復者の疲労と休息. 飯田眞 編：分裂病の精神病理と治療 4. pp1-23, 星和書店, 1992.

索引

欧文

ASD(Autism Spectrum Disorder)
　　　　　　　　　　2, 108, 121
ASD 型自己
　　　3, 4, 7-9, 11, 39, 77, 78, 109, 122
ASD 者の精神行動特性　9
DSM-5　iv, 2, 4, 17, 45, 54, 69, 82, 87,
　　93, 96, 103, 107, 112, 118, 130
initiale Depression　112
Manieriertheit(わざとらしさ)　84
PDD 型自己
　　→ ASD 型自己をみよ
SSRI(選択的セロトニン再吸収阻害
　　薬)　53, 94

和文

あ

アポフェニー(Apophänie)　22
アルゴリズム　17, 45, 46, 134
アンテフェストゥム　19, 27
アンヘドニア　110

い

イントラフェストゥム　75, 101
行き詰まり　20, 115
居場所　90
異質性　30, 125
意識　iv
意識変容　70, 73
意欲の減退　112
一念発起　19
一般型自己　3, 4, 15, 78, 109
陰性症状　17, 30, 82, 112, 126

う

ウィンドウ　7, 11, 78, 79, 109, 111, 122
うつ　46
うつ病　45, 98, 130
　——の三大妄想　55
　——の誘因　53
うつ病エピソード　112
うつ病性自閉(depressiver Autismus)
　　　　　　　　　　　　　　54
右脳　5
姨捨山　91

え・お

エネルギー切れ　116
エネルギーポテンシャル
　　→精神的エネルギーをみよ
エンパサイジング(empathizing)
　　　　　　　　　　5, 6, 23, 30
遠慮　90, 92
負い目　53

か

加害感　114
過剰適応　64
我慢　90, 92
介護施設　42
解離症群(解離性障害群)　107
隠しカメラ　24
隔離室　21, 25, 125
寛解過程　26
寛解後期　28
寛解前期　27, 129
感情障害　68
感情の平板化　85, 112
観察能力　iii
鑑別診断　iv

き

気分安定薬　123, 131
気分エピソード　69
気分障害　108
希死念慮　53
基底症状　33, 83
基本症状　2
規範　47, 59
休息　52
休養　24, 108
急性期，非定型精神病　72
急性期統合失調症　24
巨大妄想　91
拒絶症(negativism)　89
共感性　6
共体験　40
狭窄感　117
強迫症および関連症群　119
境界性パーソナリティ障害　99
近代西欧型自己
　　3-5, 20, 21, 28-30, 32, 36, 40, 78
近代西欧社会　3
緊張病(Catatonia)　75
緊張病症候群　89
緊迫感　114

く

グループホーム　40
空虚感　99, 101

け

「経験」化不全　33, 83
軽躁病エピソード　96
激烈な不安　127
月経　96
幻覚・妄想　69
幻覚・妄想状態　68
幻想的自我同一性　33

現実感喪失　118
現代青年　61
現代版メランコリー親和型性格　62

こ

コタール症候群　91
子どもの統合失調症　129
故郷回帰　41
故郷性　42
孤立無援　24
個の自覚　18
抗うつ薬　111
抗コリン性の有害事象　52
抗精神病薬　123
　──の副作用　27
抗てんかん薬　111
抗不安薬　111
高機能 ASD　39
高機能 ASD 者　7
恍惚状態　73
格子型人間
　　5, 7, 20, 29, 32, 60, 63, 109, 125
格子状　3-5, 30, 34
考想察知(Gedankenverstandwerden)
　　　　25
金剛界　5
混合状態(Mischzustände)　130
混合性の特徴を伴う　130

さ

左脳　5
再発予防　76
罪業妄想　55
罪責感　49, 54, 114
罪責妄想　89
錯乱・せん妄状態　69
産業保健　9

し

システマイジング(systemizing)
　　　　5, 7, 20
支持的精神療法　91
思考・行動の制止　48
思考吹入(Gedankeneingebung)　25
思考奪取(Gedankenentzug)　25
思考の途絶　85
自己　iv
　──の解体　76
　──の確立　26
　──の成立　18
　──の成立不全　17, 29, 79, 115, 123
　──の統合不全　18
自己意識　107

自己イメージ　6
自己感　104
自己構造-自己機能　vi
自己譲渡　33
自己-世界感　v
自己像　47, 59, 132
自殺企図　43, 109, 116, 123
自殺衝動　110
自傷行為　123
自生体験　123, 124
自責感　53
自閉　2, 36
自閉スペクトラム症　2, 77
　→ ASD もみよ
自閉的精神病質　2
自明性の喪失　123
自律神経症状　27
児戯的　32
悉無傾向　33
実感の回復　108
実行機能　12, 13, 15
実存の課題　129
社会的引きこもり　109
社会復帰プログラム　64
修正型電気けいれん療法　57, 91
執着気質　74, 90, 131
重症離人症　107
出立　41
循環気質　74
初期抑うつ　112
除外項目　iv
小精神療法
　　48, 52, 57, 59, 63, 98, 101, 116, 131
焦燥感　26, 96
衝動性　125
心因性の抑うつ　47
心因反応　109
心気妄想　55, 89
心理学　4
身体感覚　109, 117
身体抑制　123
神経症　117
神経症性うつ病　47
神経発達症群　vi, 2
信頼関係　26
診断　iv
診断行為　107
人格構造　vi
人権　25

す・せ

頭重感　49
生気感情　47

生物学的精神医学　4
生命感情　109
精神運動興奮　25
精神エネルギー　30
精神科臨床の骨格　vi
精神行動特性　8, 9, 32, 83
精神障害者　24
精神的エネルギー(エネルギーポテン
　シャル)　14, 25, 27, 30, 39, 40, 79
精神病性障害　119
精神病性の特徴　87
精神病理学　2, 4
精神療法　13, 24, 27, 28, 34, 39, 52, 60,
　75, 79, 92, 97, 101, 107, 117, 129, 135
精神療法的アプローチ　58
摂食障害群　119
積極的なリハビリテーション　28
選択的棚上げ現象とその突然の回帰
　　　　44

そ

双極 II 型　93
双極性障害　99, 130
双極性障害群　119
早期幼児自閉症　2
早朝覚醒　49, 54
喪失反応　92
蒼古的な世界　72
操作的診断　iii, 17, 45, 133
躁病エピソード　69, 96

た

タイムスリップ現象　78, 121, 125
タイムリーな働きかけ　28
タッチパネル　3, 16, 78
抱き心地　85
対処行動(coping)　73, 76
胎蔵界　5
退却神経症　61
退行　39
退行期メランコリー　92
大うつ病エピソード　93
大うつ病性障害　47
第1の故郷　41
第2の故郷　41
第3の故郷　42
巧みな少数者　33, 37, 83
短期精神病性障害(Brief Psychiatric
　Disorder)　69, 75, 77

ち

治療の枠　101
治療文化　41

知覚潰乱発作　125
知覚変容　125
中枢性統合　12, 13, 15
抽象化能力　129
長期入院　41
超越的他者　24, 79
超正常者像　33
超男性脳　7
陳述能力　iii

つ
終の棲家　41
通電療法　54
筒抜け　22, 25

て
ディスチミア型うつ病　59, 61
ディメンジョナル　iv

と
トレマ(Trema)　22, 112
逃避型抑うつ　59, 60
盗聴器　24
統合失調感情障害(Schizoaffective Disorder)　69, 77, 97
統合失調気質　74
統合失調症　2, 17, 107, 111
　──,子どもの　129
統合失調症-気分障害連続体　69
統合失調症・構造化不全群　123
統合失調症後抑うつ(Post-schizophrenic depression)　112
統合失調症スペクトラム障害　68, 77
統合失調症様障害　77
同一化　18

な
内因性うつ病　47, 109
内因性精神病　v, 68, 69
内的矛盾　117
生々しい不安　27

に・ね・の
日本的家父長制度　48
日内変動　57
入院治療　24
入眠困難　49
認知行動療法　45
認知症(神経認知障害群)　42
認知療法　101
粘着気質　74
乗りの感覚　101

は
パーソナリティ障害群　119
パニック　121
パニック症(パニック障害)　118
パニック発作　118, 121, 125, 126
パニック発作特定用語　118
パネラー　8, 39, 78
破瓜型統合失調症　19, 20, 28, 34, 44, 83, 87, 125
敗北感　27
発症前夜　112
発達課題　48, 129
発達障害　vi, 3
発達的なマイノリティ　83

ひ
否定妄想　89, 91
非定型抗精神病薬　17, 111
非定型精神病　68, 69, 97
秘密　22
被害念慮　125
被害妄想　89, 115
微小妄想　55
標準的なこころの構造や機能　2
病間期，非定型精神病　98
病想期，非定型精神病　72
貧困感(貧困妄想)　53, 55, 89

ふ
フラッシュバック　122
不安　20, 23, 26, 72, 76, 91, 96, 98, 104, 107, 113, 114, 117
不安・恍惚精神病　75
不安症群/不安障害群　117, 119
不気味な気分　22
不自然なエネルギーの発露　83, 86
深い病態　vi
副交感神経系　27
物質使用障害　119
物理的自閉　36
分析的な眼　7

へ・ほ
ベンゾジアゼピン系薬物　125
ポストフェストゥム　19
放射＋同心円状　3-6, 30
放射型人間　5, 6, 32

ま
マンダラ　3
貧しい自閉　84
「繭に包まれた」感覚　27

迷いやすさ　33
慢性期統合失調症　29, 83, 125

み・む
未熟型うつ病　59, 60
むきだしの不安　123
無為・自閉　28
夢幻様状態　69, 100
夢幻様体験型　73
村八分　91

め
メランコリア　47, 54
メランコリー親和型性格　47, 52, 59, 62, 88, 92, 93
　──,現代版　62

も
妄想型統合失調症　19, 23, 28, 30 39
妄想気分　85
妄想察知　22
妄想主題　41, 55, 73, 87
妄想性障害　77
妄想世界　21-24, 30, 91, 116
妄想知覚　22, 85

や・ゆ
薬物療法　17, 24, 45, 52, 54, 76, 108, 132
休めなさ　33
融通性のなさ　33
豊かな自閉　84

よ
予期不安　120, 122, 127
寄る辺なき不安　129
抑うつ　98
抑うつエピソード　69, 96
抑うつ症群/抑うつ障害群　87, 119

り・れ
リアルな夢　108
リハビリテーション　27
理性　20
離人・現実感喪失症候群(ICD-10)　103
離人感・現実感消失症(DSM-5)　103
離人症　103, 107, 127
離人症状　99
離人体験　92
了解不能　34, 58, 92, 134
両価性　33
良好な睡眠　25
臨界期　27

臨床心理学　2
臨床モデル　v, 133
連合弛緩　11, 33, 34, 78, 83-85

人名

Asperger, H.　2, 8
Baron-Cohen, S.　5, 134
Bleuler, E.　2, 33, 54
Conrad, K.　22, 30, 112
Cotard, J.　91
Huber, G.　33
Janet, P.　30
Jaspers, K.　3
Jung, C.G.　3, 20
Kanner, L.　2
Kretchmer, E.　74
Leonhard, K.　75
Mayer-Gross, W.　73
Minkowski, E.　84
Schneider, K.　47
Schwing, G.　26
Tellenbach, H.　47

笠原嘉　48
木村敏　19, 75
下田光造　90
中井久夫　26, 33
満田久敏　70